Anna Huete
y Carlota Máñez

CALORÍAS BUENAS, CALORÍAS MALAS

Hidratos de carbono bajo control

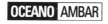

OCEANO AMBAR

2ª edición, marzo 2007

Calorías buenas, calorías malas
© Anna Huete, 2007
Redacción final: Carlota Máñez

Cubierta: Enrique Iborra, P&M

© **Editorial Océano, S.L., 2007**
Grupo Océano
Milanesat, 21-23 – 08017 Barcelona
Tel.: 93 280 20 20* – Fax: 93 203 17 91
www.oceano.com

ISBN: 978-84-7556-445-6
Depósito Legal: B-2199-XLX
Impreso en España - *Printed in Spain*

9001937020307

Índice

Las calorías:
tu combustible

No es ningún secreto que los cánones de belleza actuales nos imponen cuerpos muy delgados y, a la vez, montones de comida procesada en llamativos envases, con sabores adictivos y cantidades ingentes de calorías, aditivos químicos y grasas saturadas.

Ante esta situación tan contradictoria, podría parecer que la única solución posible que nos queda para no engordar pasaría por seguir una eterna dieta a base de cantidades ínfimas de calorías, gramos contados y grandes privaciones. Además, es un hecho contrastado que, en muchos casos, nuestro peso sube y baja en función de nuestras tentaciones... y que en esta montaña rusa le acompaña nuestro estado de ánimo y nuestra salud.

Sin embargo, no puedes vivir sin probar bocado, por una cuestión obvia de salud, cuando menos. Lo que comes es el combustible que ayuda a tu cuerpo y a tu mente a avanzar en el día a día. Es decir, tu organismo necesita energía, pero lo que le conviene es una energía saludable.

En nuestra alimentación podemos recurrir a unas fuentes de calorías sanas, y a otras fuentes de calorías «menos sanas». Por eso no debes basarte en la idea errónea de que la única solución es consumir una pequeñísima cantidad de calorías, sino en que lo que te conviene de verdad es una alimentación sana y natural que permita olvidarte de pesar alimentos, pasar hambre o realizar extrañas combinaciones.

La oxidación

Las calorías que nutren tu organismo provienen de los alimentos que consumes y te aportan la energía necesaria para vivir con salud. Se trata de un proceso químico que tiene lugar en tu cuerpo y su nombre técnico es oxidación. Es decir, que gracias a la oxidación conseguimos funcionar correctamente, ya que es la que nos proporciona el combustible imprescindible para que nuestro organismo realice todas sus funciones vitales, empezando por nuestro cerebro.

En realidad, lo que se «oxida» son las células de carbono e hidrógeno que contienen los alimentos. Este fenómeno tiene lugar cuando dichas células «arden» al entrar en contacto con el oxígeno del aire que llega a la sangre desde tus pulmones. Cuando esto ocurre producen calor, es decir, energía. Y esa energía es la que se mide en calorías.

¿Qué es una caloría?

Desde el punto de vista científico, se define una caloría como la cantidad de calor necesaria para elevar en un grado centígrado la temperatura del agua. Pero en términos nutricionales, en realidad la unidad no es la caloría, sino la kilocaloría. Ésta equivale a 1.000 cal y se suele llamar, de forma simplificada, caloría.

Por eso, cuando hablamos en las dietas de calorías, en ocasiones vemos la palabra kilocaloría y puede llevarnos a confusión. En realidad, las dietas de 1.500 cal, por poner un ejemplo, son de 1.500 kcal, pero lo más habitual es utilizar la palabra más sencilla y de dominio público en todos aquellos que luchan contra la báscula, es decir, la caloría.

Casi todo lo que comemos nos aporta calorías, pero no de la misma forma ni en la misma cantidad, ya que cada grupo de nutrientes nos proporciona un valor energético distinto. Por ejemplo, un gramo de proteínas o de hidratos de carbono (glúcidos) libera unas cuatro calorías al oxidarse; sin embargo, un gramo de grasas (lípidos) produce nueve. En cambio, la fibra, los minerales, las vitaminas y el agua no nos aportan ninguna caloría cuando los asimila nuestro organismo. Es evidente que la repercusión en nuestro peso, y en nuestra salud, no es la misma cuando comemos una cosa u otra.

Conviene decir, además, que los alimentos no sólo nos proporcionan energía, sino que también realizan otras funciones vitales básicas, como intervenir en las reacciones químicas que promueven el correcto funcionamiento de nuestros órganos o contribuyen a la reconstrucción de los tejidos y huesos.

La importancia del **origen de las calorías**

Hay quienes dicen que una caloría es igual a otra y da igual que proceda de las grasas, las proteínas o los hidratos de carbono. Sin embargo, en la práctica no sucede así: si tomamos una caloría proteica (por ejemplo, de un filete de pescado) se generará más calor y se acumulará menos energía en forma de grasa que si se consume una caloría de hidrato de carbono (patatas, pasta o pan, por ejemplo). Cuando se comen proteínas, una parte de la energía se elimina a través de la piel en forma de calor. De ahí que una caloría de grasa de embutido engorde más que una caloría de grasa de pescado.

¿Para qué sirven las calorías?

Después de comentar la necesidad de recibir la energía que proviene de las calorías, sería bueno saber en qué emplea nuestro organismo dicha energía. Como siempre, la sabia naturaleza tiene una razón para cada uno de los procesos que genera, y éste no iba a ser una excepción. Nuestro cuerpo tiene sobradas razones para necesitar las calorías, ya que las emplea no en una, sino en tres funciones vitales y fundamentales.

El primer objetivo del consumo de calorías es el suministro de combustible, o energía de mantenimiento, a nuestro metabolismo basal. Este nombre hace referencia a las funciones básicas que realiza tu cuerpo en ayunas y en reposo, como respirar, parpadear, bombear sangre, fabricar proteínas, etc. Cada persona precisa una cantidad diferente de energía de mantenimiento, en función de su edad, peso o sexo.

¿Por qué varía la tasa metabólica?

La tasa metabólica depende de factores como el peso corporal, la relación entre masa de tejido magro y graso, la superficie externa del cuerpo, el tipo de piel o incluso la aclimatación a una determinada temperatura externa. Los niños tienen tasas metabólicas muy altas (mayor relación entre superficie y masa corporal), mientras que los ancianos la tienen más reducida. También es algo más baja en las mujeres que en los hombres, pues éstas tienen mayor cantidad de grasa en la piel, y se sabe que la masa muscular es metabólicamente más activa que el tejido adiposo o graso. Por otro lado, si nos sometemos a una dieta pobre en calorías o a un ayuno prolongado, el organismo hace descender notablemente la energía consumida en reposo para hacer durar más tiempo las reservas energéticas disponibles; pero si estamos sometidos a estrés, la actividad hormonal hace que el metabolismo basal aumente.

Por otro lado, el cuerpo también necesita calorías para llevar a cabo cualquier actividad física. Ésta no se refiere sólo a practicar un deporte, sino que puede aplicarse a realizar una tarea más dura de lo habitual, y explica que aquellas personas que hacen ejercicio de una forma habitual o tienen trabajos que requieren desgaste físico necesiten un mayor aporte de calorías.

Es evidente que si no practicas ningún deporte o tu trabajo es sedentario, tu organismo funcionará perfectamente con menos kilocalorías, y sólo vas a necesitar un aporte extra cuando realices alguna actividad física. En cualquier caso, estamos hablando de la energía adicional, el segundo objetivo del proceso de oxidación.

La energía gastada a lo largo del día para realizar el trabajo y la actividad física es, en algunos individuos, la que marca las mayores diferencias. Evidentemente, no necesita la misma cantidad de energía un atleta que entrene varias horas al día o un obrero de la construcción, que aquella persona que tenga una vida sedentaria. Por ejemplo, durante una hora de sueño sólo gastamos 76 kcal; si estamos sentados viendo la televisión o charlando el gasto es también muy pequeño: tan sólo unas 118 kcal/h; pasear solamente quema 160 kcal/h y conducir durante una hora supone un gasto de 181 kcal. Sin embargo, hay otras actividades que conllevan un mayor gasto energético.

¿Cuántas calorías se queman con el ejercicio?

El ejercicio físico nos ayuda a quemar las calorías ingeridas en la dieta, además de estar en forma, disminuir los problemas de salud y reafirmar los músculos. También refuerza el sistema óseo (lo cual es importante para las mujeres que están en la etapa de la menopausia, con la consiguiente descalcificación ósea). Nuestro organismo actúa metabolizando o degradando los alimentos en nutrientes básicos y éstos en energía. Esta energía es la que nos permite llevar a cabo cualquier actividad. Para tener una idea general del gasto calórico por tipo de actividad o ejercicio te ofrecemos esta sencilla tabla en la que aparece el número aproximado de calorías que se gastan al realizarlas durante 30 minutos.

➤

Tipo de ejercicio	Gasto calórico (cal)
Pasear	150
Caminar rápido	250
Correr	325
Footing	400
Bailar	190
Tareas domésticas	130
Aeróbic	180
Bicicleta	230
Natación	290
Fútbol, baloncesto	260
Voleibol	190
Subir escaleras	410
Bajar escaleras	210
Trabajar sentado (estudiantes, administrativos...)	60
Tenis	260
Patinar	310
Artes marciales	360
Fitness (aparatos y pesas)	180

Y, por último, la tercera función fundamental de tu organismo que precisa energía es la digestión y transformación de los alimentos. Se la conoce como el efecto térmico de los alimentos y representa el 10 por ciento del gasto total de kilocalorías. Tu cuerpo requiere en cada comida de un aporte extra de energía para llevar a cabo correctamente el proceso de descomposición de los alimentos y absorción de los nutrientes resultantes.

¿Cuántas calorías hay que consumir?

La suma de las necesidades calóricas de las tres funciones que te hemos explicado en el apartado anterior dan como resultado el consumo energético de cada persona. Con una sentencia así puede parecer sencillo saber cuál es la cantidad adecuada de calorías que debemos consumir, pero la realidad es bien diferente.

Aunque existen muchas tablas y clasificaciones que recogen el número de calorías ideal, lo cierto es que el consumo energético del organismo cambia en función de muchas variables. Por ejemplo, una misma persona requiere un aporte de calorías diferente en función de su edad, ya que precisa más en la infancia y menos en la vejez. También influye la situación anímica, porque el estrés y la ansiedad aumentan el consumo de oxígeno y el gasto energético. Incluso puede tener importancia el clima dónde vive, dado que el calor precisa de un menor consumo energético. Otro factor importante que influye es el sexo de cada cual, porque las mujeres necesitan menos calorías que los hombres. Como habrás comprobado, no es sencillo estipular cuántas calorías necesitas.

Sin embargo, no hay que dejarse llevar por el alarmismo ya que este dato no siempre es relevante. Si consumes calorías de buena calidad, tu cuerpo las metaboliza adecuadamente y no hace falta que reduzcas drásticamente el nivel calórico de tu dieta, dado que no te van a suponer un problema de sobrepeso o de salud.

Sí que hay, no obstante, unos baremos recomendables en cuanto a las proporciones de nutrientes que deben componer tu dieta. Una alimentación sana tiene que basarse en una ingesta equilibrada de alimentos, y la combinación ideal es aquella que se compone de entre un 10 y un 15 por ciento de proteínas, de un 30 a un 35 por ciento de grasas y entre un 50 y un 55 por ciento de hidratos de carbono.

Como puedes ver, y seguro que te ha sorprendido, los hidratos de carbono son fundamentales pero, eso sí, no todos son recomendables. Uno de los objetivos de este libro es proporcionarte la información necesaria para que esa mitad de tu alimentación se componga de hidratos de carbono saludables, que permitan a tu organismo disponer de la energía necesaria sin padecer problemas de salud o almacenar esos indeseables kilos de más.

Calcula cuánta energía gastas

En este apartado queremos ayudarte a calcular las necesidades calóricas de tu organismo. De esta manera, podrás personalizar mejor tu dieta. Es importante conocer el gasto calórico para comer conscientemente y sólo lo que necesita nuestro cuerpo, ya que si ingerimos más kilocalorías de las que necesitamos por nuestra constitución y desgaste físico, engordaremos. Si lo que queremos es perder peso, tendremos que disminuir el aporte de calorías de nuestra dieta o aumentar la actividad física. Para ello, debemos saber cuántas gasta nuestro cuerpo en un día en relación a nuestra talla, peso y actividad habituales. Pero antes de empezar, debes tener en cuenta que hay un límite importante que no hay que rebasar y que corresponde a las kilocalorías que necesita nuestro cuerpo para realizar las funciones internas, lo que se denomina el metabolismo basal, y que se puede obtener a partir de esta fórmula:

- **En un hombre,** el gasto metabólico se establece en 24 kcal por kg de peso y día. Así, por ejemplo, un hombre que pese 70 kg necesitará como mínimo al día para mantener las necesidades básicas de su cuerpo (respirar, hacer la digestión, el bombeo del corazón…): 70 x 24 = 1.680 kcal.

- **En el caso de una mujer** es un poco menos: 21,6 kcal por kg de peso y día. Por ejemplo, una mujer que pese 60 kg necesitará como mínimo al día para mantener las necesidades básicas de su cuerpo: 60 x 21,6 = 1.296 kcal.

Éste sería, por tanto, el número mínimo de calorías que debe ingerirse al día, según nuestro peso, para que el cuerpo pueda realizar sus funciones. De ahí que sea tan importante prestar atención a aquellas dietas que están muy por debajo de nuestras necesidades energéticas básicas. Pero además del peso, las necesidades calóricas varían en función de algunos parámetros. Esto quiere decir que una persona sin modificar su peso, puede variar su gasto calórico dependiendo de las condiciones en que se encuentre. Hay situaciones en las que aún manteniendo el mismo peso, tenemos un metabolismo basal mayor, por ejemplo:

- **Edad:** el gasto calórico es inversamente proporcional a la edad, es decir, cuanta más edad se tiene, menos gasto requiere el organismo. Por lo que cuanto más mayores nos hacemos, menos calorías utilizamos y por lo tanto deberíamos comer menos.
  - Si tienes menos de 25 años debes sumar 300 kcal.
  - Si tienes entre 25 y 45 años no debes sumar ni restar.
  - Si tienes más de 45 debes restar 100 kcal por cada 10 años de más. Es decir, si tienes 55 restas 100 kcal, si tienes 65 restas 200 kcal, etc.

- **Sexo:** si hacemos la distinción entre sexos, la mujer tiene un gasto menor que el hombre.

- **Talla:** la altura también influye, las personas más altas tienen un gasto más pequeño que las más bajas.

- **Situaciones especiales:** en el caso de embarazo y periodo de lactancia en la mujer, situaciones de estrés, enfermedades o fiebre, el metabolismo basal aumenta.

- **Actividad física:** las personas que hacen deporte, tienen más masa muscular, y en consecuencia, se incrementa su gasto calórico.
  - Si tu actividad es baja (vida sedentaria, trabajo sentado en una oficina, estudiar sentado todo el día): tu gasto no aumenta.
  - Si tu actividad es leve (salir a comprar, recoger la casa, ir caminando al trabajo durante 20 minutos, subir seis pisos al día…): tu gasto aumenta 100 kcal.

— Si tu actividad es moderada (trabajo en una fábrica en que hay esfuerzo físico, vas dos veces a la semana a nadar o bailar, si sales a caminar una hora al día, por ejemplo): tu gasto aumenta 200 kcal.

— Si tu actividad es elevada (sales a correr todos los días, vas al gimnasio, o practicas algún deporte cada día: tu gasto aumenta 400 kcal.

▓ **Temperatura:** incluso puede influir la temperatura ambiental, en el caso de ambientes cálidos puede bajar el metabolismo basal hasta un 10 por ciento respecto a lugares con temperaturas frías.

Así, volviendo al ejemplo anterior, si eres una mujer de unos 20 años, de 60 kg de peso y con una actividad leve, tu necesidad calórica será: 60 kg x 21,6 = 1.296 kcal + 300 (por la edad) = 1.596 kcal + 100 (por la actividad física leve) = 1.696 kcal. Por lo tanto, para mantener tu peso deberás hacer una dieta de 1.700 kcal diarias como mínimo. Si, por el contrario, lo que quieres es perder peso, puedes hacerlo con una dieta de 1.500 kcal o cualquier otra que cuente con menos de 1.700 kcal diarias. Y para obtener resultados a largo plazo, lo mejor es combinar la dieta con el ejercicio físico, como veremos más adelante.

Reparto inteligente de calorías al día

Centrándonos en las calorías que ingerimos, hemos de tener en cuenta que cuando se come varias veces al día, debe tenerse especial cuidado en la cantidad de calorías que se consumen, de lo contrario se puede inducir una ganancia de peso indeseada.

Lo recomendable es consumir en el desayuno el 25 por ciento de los requerimientos energéticos, es decir, la cuarta parte de las calorías que se necesitan cada día. La comida, por su parte, debe contribuir con el 35 por ciento y la cena entre el 25 y el

30 por ciento. El 10 por ciento restante se reserva para las comidas que se realizan a media mañana y a media tarde.

También hay que tener en cuenta que esas comidas distan mucho de los desaconsejados «picoteos», que se dan a cualquier hora y en cantidades inadecuadas, los cuales son muy negativos para la salud ya que causan, por ejemplo, problemas en el colon.

Además, es importante adaptar la rutina alimenticia a la cantidad de energía que el cuerpo necesita. Por ejemplo, a fin de obtener energía suficiente para desarrollar actividades a lo largo del día, se tiene que consumir la mayor cantidad de calorías a primera hora, es decir,durante el desayuno y la comida de media mañana. En este sentido, la repetida frase «desayunar como un rey, comer como un príncipe y cenar como un mendigo» sería de lo más acertada.

Por el contrario, si se trabaja de noche, hay que procurar que el principal aporte energético sea al final del día, teniendo mucho cuidado de no excederse en la cantidad de calorías que se consumen, pues durante la noche nuestro cuerpo gasta menos energías para realizar sus funciones.

Dieta hipocalórica

Con lo dicho hasta ahora, es más fácil entender por qué una dieta baja en calorías (hipocalórica) unida al aumento de la actividad física sigue siendo una de las fórmulas más efectivas para perder peso. Y es que una dieta hipocalórica moderada hace que nuestro cuerpo reciba menos energía de la que realmente necesita y que recurra a los depósitos grasos del organismo para abastecerse de la energía que le falta. El resultado es una pérdida de peso progresiva. En este caso, además, si la dieta es equilibrada y no excesivamente restrictiva no tiene por qué producirse ninguna carencia. Y si se acompaña del seguimiento de un ejercicio suave, tanto mejor.

Ejemplo de dieta baja en calorías. Esta dieta aporta entre 1.400 y 1.600 kcal y es especialmente adecuada para personas de edad media, que realizan una actividad física suave y que normalmente no hacen dieta. Con ella se puede llegar a perder una media de 1 kg de peso semanal según la edad, el peso y la dieta que se siguiera normalmente.

- **Desayuno:** 50-60 g de pan, 30-35 g de cereales o tres biscotes; 10 g de mantequilla, 50 g de queso desnatado o 30-40 g de embutido sin grasa; una pieza de fruta o un zumo natural de una pieza; 1 vaso de leche o yogur desnatado; infusión o café o té.
- **A media mañana:** agua o infusión; 20-25 g de pan con un quesito desnatado o dos galletas de fibra.
- **Comida:** pasta, arroz o legumbres (30-35 g en crudo) o patata (200-250 g en crudo); 150 g de pescado blanco o 100 g de carne (mejor ave o roja magra) o pescado azul; ensalada; un yogur o 50 g de queso fresco.
- **A media tarde:** agua o infusión; una pieza de fruta.
- **Cena:** verdura hervida, sopa de verduras o ensalada; 100 g de pescado blanco; 100 g de carne magra de ave o dos huevos (mejor duros, escalfados…).

A tener en cuenta

- La cantidad de aceite permitida es de dos o tres cucharadas, y es preferible elegir el aceite de oliva virgen extra para aliñar.
- Las cocciones permitidas son: plancha, vapor, hervido, horno y papillote.

Qué comer y qué no
ALIMENTOS ACONSEJADOS
— **Verduras:** evita los rebozados, el exceso de salsas o preparaciones en forma de quiche, ya que son muy energéticas.

— **Frutas:** no más de dos al día y no abusar de los zumos envasados pues tienen mucho azúcar.
— **Pescado blanco:** ligero y fácil de digerir.
— **Pescado azul:** es más calórico pero menos que muchas carnes.
— **Carnes magras:** pollo, pavo, conejo, caza, ternera sin grasa, solomillo o lomo de cerdo.
— **Farináceos:** pan, pasta, arroz y patatas a dosis moderadas.
— **Lácteos desnatados** y quesos de menos del 25 por ciento de materia grasa.

ALIMENTOS DESACONSEJADOS

— **Quesos extragrasos o grasos,** nata y cremas de leche, pues son muy calóricos y ricos en grasas saturadas.
— **Pastelitos,** bollería y galletas: son muy energéticos aunque sean integrales.
— **Embutidos,** patés y jamón graso.
— **Snacks,** aperitivos salados, salsas y comida preparada.
— **Bebidas refrescantes** pues tienen mucho azúcar.
— **Bebidas alcohólicas.**

Tu cuerpo
necesita nutrientes

Como te hemos comentado en el capítulo anterior, las calorías que tu cuerpo necesita provienen de los alimentos que ingieres. Pero no sólo te aportan energía, sino que además contienen todos los nutrientes necesarios para que tu organismo pueda reponer tejidos, hacer funcionar sus órganos y mantener un equilibro adecuado del funcionamiento general de tu cuerpo y tu mente.

No todos los nutrientes te proporcionan energía, pero todos son fundamentales. Por ejemplo, las vitaminas no aportan calorías, pero su falta puede producir graves trastornos al organismo, al igual que los minerales. Ambos nutrientes se necesitan en cantidades muy pequeñas, pero son decisivos para mantenerte en buenas condiciones.

Además, existen otros tres nutrientes que precisas en cantidades mayores y cuya función principal es aportarte energía, además de intervenir en procesos bioquímicos y de reconstrucción de tejidos. Nos referimos a las proteínas, las grasas y los hidratos de carbono, que pasaremos a describir para que los conozcas mejor.

Los que aportan energía

Proteínas. La etimología de la palabra «proteína» ya da una idea de su gran importancia en nutrición. Su nombre proviene del término griego *proteion* que significa «lo primero, lo más antiguo», y expresa el gran papel que tienen en tu organismo.

Después del agua, las proteínas son el componente más grande de nuestra masa corporal. Y todos los seres vivos están formados por ellas, desde el microbio más pequeño hasta la ballena más grande; pasando, claro está, por los seres humanos.

Tal y como mencionábamos en el capítulo anterior, tu alimentación diaria debería tener un aporte total de proteínas de entre un 10 y un 15 por ciento para mantener tu masa proteica en perfecto estado.

Eso no quiere decir que comas proteínas de origen animal, como las de la carne, pescado, huevos o leche, en grandes cantidades. Las proteínas de origen vegetal, como las de las legumbres y cereales, tienen una gran calidad nutricional y también deben estar presentes en tu dieta diaria.

Las de origen animal reciben el nombre de proteínas completas, porque contienen todos los aminoácidos esenciales. En cambio, las vegetales se denominan incompletas porque carecen de algunos de esos aminoácidos, y es necesario combinarlas entre ellas para asegurar un aporte completo de aminoácidos. Sin embargo, las de origen animal tienen el gran inconveniente de ir acompañadas de grasa, cosa que no ocurre con las de origen vegetal.

Las proteínas, sean completas o incompletas, son fundamentales para la regeneración de los tejidos, y ayudan a tu organismo a renovarse y a crecer correctamente. Si sigues una dieta con un aporte de proteínas inferior al necesario puedes tener problemas físicos porque también intervienen en otros procesos, como la regulación de los líquidos del organismo, la coagulación de la sangre y el mantenimiento del equilibrio de la presión sanguínea.

Por otro lado, estos nutrientes forman parte de la estructura básica de los tejidos corporales, como los músculos, tendones, piel... y ayudan a la asimilación de nutrientes, el transporte de grasa y oxígeno en la sangre, así como el transporte de información de una célula nerviosa a otra o la neutralización de materiales tóxicos.

Como apunte final, mencionar que son los elementos que constituyen la base de la estructura del ADN, nuestro código genético, y que también se encuentran en el sistema inmunitario, donde ayudan a reconocer organismos extraños.

Por todo lo expuesto, una dieta con un aporte pobre en proteínas puede significar problemas de crecimiento, mal funcionamiento del sistema inmunológico, alteraciones intelectuales y problemas de desarrollo en fetos. En resumen, es un 10 por ciento fundamental en tu alimentación diaria.

LOS AMINOÁCIDOS

Y ¿de qué están compuestas las proteínas? La definición científica más sencilla dice que son macromoléculas cuyos elementos químicos se agrupan para formar cadenas péptidas de aminoácidos. Es decir, las proteínas contienen aminoácidos que son las unidades básicas que utiliza el organismo para reconstituir a sus propias proteínas. Diríamos que lo que aprovecha nuestro cuerpo y nuestro cerebro de las proteínas son esos aminoácidos que precisan para mantenerse en buen estado.

Por este motivo, nuestro cuerpo no absorbe las proteínas tal cual. El proceso de digestión empieza desde el momento en que nos metemos el alimento en la boca. Allí, las enzimas de la saliva y la acción de nuestra dentadura inician el proceso de rotura y desdoblamiento de la comida, que se intensifica en el estómago debido a la acción de los jugos gástricos. Cuando el bolo alimenticio llega a nuestro intestino, continúa su hidrólisis o desdoblamiento hasta conseguir que las proteínas se «rompan» y liberen los aminoácidos que contienen. Éstos son los que pasan al torrente sanguíneo a través de la pared del intestino delgado, y que nos proporcionan el material para que nuestro organismo pueda fabricar o reponer sus proteínas y realizar correctamente las funciones en las que intervienen. Además, los aminoácidos ayudan a desempeñar correctamente su función a las vitaminas y los minerales, ya que, aunque el organismo asimila y absorbe las vitaminas y los minerales, éstos no resultan eficaces si no están presentes los aminoácidos necesarios.

La ciencia médica conoce hasta el momento unos 28 aminoácidos. De éstos, el hígado produce cerca del 80 por ciento, mientras que el 20 por ciento restante se obtienen exclusivamente a través de la dieta. Estos últimos se denominan aminoácidos esenciales y son la isoleucina, leucina, lisina, metionina, fenilalanina, treonina, triptófano y valina. Los que puede sintetizar nuestro organismo a partir de estos aminoácidos esenciales se llaman aminoácidos no esenciales y entre ellos están la alanina, arginina, asparagina, ácido aspártico, citrulina, cisteína, cistina, ácido glutamínico, glutamina, glicina, histidina, ornitina, prolina, serina, taurina y tirosina. El hecho de llamarse «no esenciales» no significa que no sean necesarios, sino que el organismo los puede producir de acuerdo con sus necesidades en ese gran laboratorio que es nuestro hígado.

La gran importancia de los aminoácidos no debe llevarnos a pensar que lo ideal es seguir una alimentación cargada de proteínas, porque podría resultar perjudicial. Si se consumen demasiadas proteínas se sobrecarga al hígado y a los riñones, por lo que estos órganos no pueden desempeñar adecuadamente sus funciones. Lo que cuenta no es ingerir mucha proteína dietética, sino que se trate de proteína de buena calidad.

Los ocho aminoácidos **esenciales**

1. **Isoleucina:** interviene en la formación y reparación del tejido muscular en sinergia con la leucina y la hormona del crecimiento.

2. **Leucina:** interviene en la formación y reparación del tejido muscular junto con la isoleucina y la hormona del crecimiento.

3. **Lisina:** es uno de los aminoácidos más importantes porque, en sinergia con otros aminoácidos, interviene en diversas funciones, como el crecimiento, la reparación de tejidos, los anticuerpos del sistema inmunológico y la síntesis de hormonas.

4. **Metionina:** colabora en la síntesis de proteínas y constituye el principal limitador en las proteínas de la dieta, es decir, que determina el porcentaje de alimento que se emplea a nivel celular.

5. **Fenilalanina:** interviene en la producción del colágeno, en la estructura de la piel y el tejido conectivo, y en la formación de diversas hormonas.

6. **Treonina:** ayuda al hígado en sus funciones generales de desintoxicación, en colaboración con la metionina y el ácido aspártico.

7. **Triptófano:** interviene en el crecimiento y en la producción hormonal, sobre todo en la función de las glándulas adrenales. También está implicado en la síntesis de la serotonina, una hormona involucrada en la relajación y el sueño.

8. **Valina:** estimula el crecimiento y la reparación de los tejidos, además del mantenimiento de diversos sistemas y el equilibrio del nitrógeno.

Los aminoácidos **no esenciales**

- **Alanina:** interviene en el metabolismo de la glucosa, un hidrato de carbono simple que el organismo utiliza como fuente de energía.

- **Arginina:** contribuye al equilibrio de nitrógeno y de dióxido de carbono. Juega un papel importante en la producción de la hormona del crecimiento, que incide directamente en el crecimiento de los tejidos y músculos, y en el mantenimiento y la reparación del sistema inmunológico.

- **Asparagina:** interviene en los procesos metabólicos del sistema nervioso central.

- **Ácido aspártico:** fundamental en la desintoxicación del hígado y su correcto funcionamiento. Además, se combina con otros aminoácidos para formar moléculas capaces de absorber toxinas del torrente sanguíneo.
- **Citrulina:** interviene específicamente en la eliminación del amoníaco.
- **Cisteína:** colabora con la cistina en la desintoxicación, sobre todo para combatir los radicales libres. Su elevado contenido en azufre ayuda a mantener la salud del cabello.
- **Cistina:** colabora con la cisteína en la desintoxicación del organismo. Es fundamental en la síntesis de la insulina y en las reacciones de ciertas moléculas a la insulina.
- **Ácido glutamínico:** de vital importancia para el correcto funcionamiento del sistema nervioso central. También es un importante estimulante del sistema inmunológico.
- **Glutamina:** nutre el cerebro e interviene específicamente en la utilización de la glucosa por este órgano.
- **Glicina:** se combina con muchos otros aminoácidos y es un componente de muchos de los tejidos del organismo.
- **Histidina:** en sinergia con otros aminoácidos y con la hormona de crecimiento promueve el crecimiento y la reparación de los tejidos, sobre todo los del sistema cardiovascular.
- **Ornitina:** tiene una función específica sobre la hormona del crecimiento en colaboración con otros aminoácidos. Cuando se combina con la arginina y la carnitina (que sintetiza el organismo), tiene un papel básico en el metabolismo del exceso de grasa corporal.
- **Prolina:** contribuye a la producción de colágeno y tiene gran importancia en la reparación y mantenimiento de músculos y huesos.
- **Serina:** interviene en la desintoxicación del organismo, crecimiento muscular, y metabolismo de grasas y ácidos grasos, en colaboración con otros aminoácidos.
- **Taurina:** en asociación con otros aminoácidos, estimula la hormona del crecimiento e interviene en la regulación de la presión sanguínea, además de fortalecer el músculo cardiaco y vigorizar el sistema nervioso.
- **Tirosina:** es un neurotransmisor directo y, en combinación con otros aminoácidos, resulta muy eficaz en el tratamiento de la depresión.

LA CALIDAD DE LAS PROTEÍNAS

La idea general durante décadas de que las proteínas de origen animal eran completamente imprescindibles ha ido perdiendo terreno en favor de la gran calidad biológica de las proteínas vegetales.

Es cierto que las proteínas de origen animal contienen todos los aminoácidos esenciales y que en las vegetales siempre existe alguno de ellos que no está en cantidades suficientes. Los biólogos consideran que una proteína tiene mayor calidad biológica cuanto más parecida sea la composición química a las proteínas humanas y por su capacidad de aportar los aminoácidos esenciales. En base a este criterio, las proteínas de la leche materna son el aporte proteínico ideal.

Sin embargo, además de la calidad biológica de las proteínas, debe tenerse en cuenta si el cuerpo humano las digiere y asimila bien. Si una proteína es excelente pero nuestro organismo no la puede desdoblar ni absorber correctamente, no podremos aprovechar de forma adecuada su aporte de aminoácidos.

La asimilación de las proteínas es una cuestión de bioquímica y depende de la relación entre el nitrógeno que contiene y la cantidad que puede retener el organismo. Por ejemplo, las proteínas de la leche de vaca son moléculas grandes y complejas, llenas de cadenas de aminoácidos que necesitan romperse para poder aprovecharse. Sin embargo, las proteínas de la soja, que tienen un valor biológico más discreto, son asimiladas mucho mejor por el sistema digestivo y su aporte proteico neto es mayor que el de la leche. Es decir, no basta con ser bueno, sino con poder aprovechar todo lo bueno.

Si en tu alimentación combinas de forma equilibrada las proteínas vegetales conseguirás que tu organismo tenga un aporte óptimo de aminoácidos de buena calidad. Para ello, conviene que mezcles las legumbres y las verduras con cereales. Una de las combinaciones clásicas son las lentejas o garbanzos con arroz. Las proteínas del arroz son escasas en lisina, pero las de la legumbre son muy ricas en este aminoácido. Un plato de arroz con lentejas te aporta, desde el punto de vista proteico, más que un bistec de ternera. Y además, contiene fibra, vitaminas, minerales y nada de grasa.

Por otro lado, las proteínas de origen animal traen consigo los desechos del metabolismo celular que están presentes en el trozo de carne que nos comemos. Son sustancias como ácido úrico o amoniaco, entre otras, que el animal tenía en su interior en el momento de ser sacrificado y que nuestro cuerpo se ve obligado a filtrar. Si, con todo, escoges comer productos de origen animal, te aconsejamos que te inclines por el pescado, las aves, y los huevos, y prescindas de las carnes rojas y los productos lácteos.

Aunque muchos especialistas en nutrición recomiendan que el consumo de proteínas de origen animal sea de una tercera parte del total de nuestro aporte proteico, se ha demostrado que es perfectamente factible estar bien nutrido sólo con proteínas vegetales, con la condición de combinar los alimentos para equilibrar el contenido en aminoácidos. De hecho, la preocupación principal de los vegetarianos en Occidente no es el estar mal nutrido de proteínas, sino la de tener un correcto aporte de algunas vitaminas, como la B_{12}, o de minerales, como el hierro. La solución está en seguir una dieta muy variada a base de frutas, verduras, cereales, legumbres, algas, frutos secos y semillas que cubran las necesidades nutricionales de nuestro organismo.

Son especialmente recomendables todos los productos a base de soja, como la leche de soja, el seitán y el tofu. Contienen proteínas completas con todos los aminoácidos esenciales, aparte de otros nutrientes. Puedes adquirir en los centros de dietética y en muchas grandes superficies todos estos productos a base de soja que complementan de manera saludable la falta de carne en la dieta.

CUÁNTAS NECESITO

Al contrario de lo que ocurre con otros nutrientes, las proteínas no tienen un sistema de reserva en nuestro organismo por lo que deben incluirse a diario y en cantidad suficiente en la dieta. Para mantenernos sanos y en forma, la Organización Mundial de la Salud (OMS) recomienda como aporte diario óptimo de proteínas 0,75 g por cada kg de masa corporal. Esto quiere decir que para un adulto, la cantidad diaria de una proteína ideal tendría que estar entre los 50 y 60 g. Para que nos hagamos una idea, las necesidades diarias se alcanzarían con 130-150 g de pescado o un cuarto de pollo, y 70-80 g de legumbres. Lo ideal es repartir esta cantidad entre las tres comidas del día, pues ayuda a mantenerse alerta y que el hambre no nos asalte. Además, dado que las proteínas son un alimento indispensable para el cerebro, pues proporcionan aminoácidos para los neurotransmisores, sería mejor tomarlas a primera hora, en el desayuno, que dejarlas para última hora. Eso sí, a la hora de elegirlas hemos de procurar que se trate de proteínas saludables, es decir, alimentos ricos en proteínas pero pobres en grasas, tanto de origen animal como vegetal. Así, serían alimentos saludables: huevo, pescado, carne blanca (pollo, pavo, conejo), caza, legumbres, nueces, lácteos semi o desnatados, mientras que la carne roja se debería consumir con moderación y prescindir de los embutidos.

LAS MEJORES PROTEÍNAS

— **Huevo:** posee proteínas de excelente calidad, con un contenido muy equilibrado entre sus aminoácidos esenciales, por ello la OMS ha considerado este alimento como el patrón de referencia para determinar la calidad de las proteínas. Es un alimento ligero que puede incluirse en dietas bajas en calorías, pues las grasas se hallan sólo en la yema y representan únicamente el 11 por ciento de su peso. Además, alrededor del 75 por ciento de su peso es agua. De cómo se cocine dependerá, eso sí, que aumente considerablemente su valor calórico y su aporte graso.

Alimento	Grasas (g)	Energía (kcal)
Huevo mediano	5,5	77
Huevo mediano hervido	5,5	80
Huevo mediano frito	8	98
Huevo mediano en tortilla	8,5	107

— **Lácteos:** las proteínas de la leche de vaca son de muy buena calidad (por cada 100 g de leche hay 3 g de proteína). El producto lácteo más rico en proteínas es el queso ya que las conserva de forma concentrada, al igual que la grasa y el calcio de la leche (100 g de queso de pasta dura aporta 22 g de proteína). Lo que ocurre es que debe tomarse con moderación por su alto contenido en grasa. Por ello, y aunque aporten menos proteínas, es mejor optar por lácteos semi o desnatados y quesos tiernos o frescos.

— **Carne:** es rica en proteínas de alto valor biológico (por cada 100 g de carne, hay 20 g de proteína). Por ello, es mejor decantarse por la carne de ave ya que a igual contenido proteico tiene menos grasa que la carne roja (cerdo, cordero o ternera). Del mismo modo, es importante evitar los embutidos.

Alimento	Peso (g)	Energía (kcal)	Proteínas (g)	Grasas (g)
Pollo	100	99	22	1,5
Pavo	100	105	24	1,5
Cerdo magro	100	111	21	2,5

Alimento	Peso (g)	Energía (kcal)	Proteínas (g)	Grasas (g)
Solomillo	100	182	18,6	12
Cordero magro	100	112	21	4
Ternera magra	100	105	21	2,5
Bistec	100	294	15	25
Jamón de York	100	97	10	7
Jamón serrano	100	192	9	18
Mortadela	100	173	6	2
Salchichón	100	260	9	3

— **Pescado:** tiene una composición similar a la de la carne, aunque con un contenido proteico ligeramente inferior y más agua (100 g de merluza al vapor aportan 18 g de proteína). El pescado blanco y azul aportan las mismas proteínas, aunque difieren en el contenido graso y el aporte calórico. Además, el pescado enlatado (atún, sardinas…) contiene, como te mostramos en esta tabla, bastantes más calorías, por lo que debería ser la excepción y no la norma a la hora de integrarlo en nuestra dieta.

PESCADO AZUL

Alimento	Peso (g)	Energía (kcal)	Proteínas (g)	Grasas (g)
Arenque	100	201	17	15
Atún fresco	100	144	24	5
Atún en lata	100	282	24	22
Salmón fresco	100	80	19	7
Salmón ahumado	100	170	22	9
Sardinas frescas	100	124	20	5
Sardinas en lata	100	302	20	2

PESCADO BLANCO

Alimento	Peso (g)	Energía (Kcal)	Proteínas (g)	Grasas (g)
Lenguado	100	82	18	1,4
Merluza	100	78	18	0,9
Mero	100	101	20	2
Rape	100	76	16	1,5
Rodaballo	100	82	16	2

— **Legumbres:** lentejas, judías, guisantes, soja… tienen muchas proteínas de alta calidad (el 20 por ciento en las secas y el 40 por ciento en la soja). Sin embargo, son ricas en aminoácidos esenciales (sobre todo lisina) pero pobres en cisterna y metionina, una deficiencia que puede corregirse si se consumen con cereales. De ahí que el tradicional plato a base de lentejas con arroz sea todo un acierto del que ya se beneficiaban nuestras abuelas.

— **Cereales:** maíz, trigo y arroz tienen entre un 7 y un 13 por ciento de proteínas, pero son deficitarias en aminoácidos como la lisina, y en el caso del maíz en triptófano, por ello necesitan combinarse con legumbres para conseguir proteínas de calidad. Igualmente, no todas las variedades del mismo cereal tienen las mismas proteínas, pues las del trigo duro (espaguetis, macarrones…) son mejores que las del trigo destinado a elaborar el pan.

Grasas. Esta sustancia, tan temida por todos pero a la vez tan presente en la alimentación de muchos, también es necesaria para tu organismo. De hecho, los nutricionistas afirman que debe ocupar un 30 por ciento de los alimentos de la dieta. Como de costumbre, el secreto no está sólo en la cantidad, sino también en la calidad de la misma.

Las grasas, o lípidos, están formadas por una combinación de ácidos grasos saturados, monoinsaturados y poliinsaturados, aunque suele predominar uno de ellos. Esta clasificación está hecha en función del número de átomos de hidrógeno en la estructura química de una molécula determinada de ácido graso. Algunos alimentos como la carne, los huevos o los lácteos contienen más grasas saturadas, y la mayoría de los pescados y los aceites vegetales tienen más grasas insaturadas, sean monoinsaturadas o poliinsaturadas.

Estas sustancias desempeñan importantes funciones en nuestro organismo. Durante la infancia son necesarias para el desarrollo normal del cerebro y después constituyen la principal reserva energética del organismo. Como te comentábamos anteriormente, 1 g de grasa produce al oxidarse 9 cal, en vez de las 4 cal que producen las proteínas o los hidratos de carbono. Además, las grasas tienen una función estructural porque forman las denominadas bicapas lipídicas de las membranas. Es decir, que le dan consistencia a los tejidos de los órganos y protegen determinadas zonas del cuerpo gracias al tejido adiposo, como ocurre en las manos y en los pies. También promueven determinadas reacciones químicas del organismo y transportan determinadas sustancias por el sistema linfático y el sanguíneo, como los fosfolípidos, los triglicéridos y el colesterol.

Estas últimas sustancias son necesarias para el buen funcionamiento del organismo, pero su exceso puede tener repercusiones muy negativas, como obesidad, problemas cardiovasculares o cáncer. El hígado fabrica colesterol a partir de la grasa saturada, por lo que un consumo excesivo de este tipo de grasa puede aumentar el nivel del colesterol. Las de origen animal son saturadas, y por lo tanto provocan con mayor facilidad un aumento de los niveles en sangre de colesterol y triglicéridos que puede taponar arterias al depositarse en su interior y producir infartos cardíacos. Por eso es preferible consumir grasas de origen vegetal, como el aceite de oliva, base de la dieta mediterránea, una de las formas de alimentación más sanas del mundo.

LOS DIFERENTES TIPOS DE GRASAS

Es mucho más fácil llevar una dieta sana y equilibrada si conoces los diferentes tipos de grasas y los alimentos donde se encuentran. No te olvides de consultar las etiquetas de los productos que consumas y recuerda que cuanto menos procesados más sanos son. Ya te hemos comentado que tu alimentación debería tener un 30 por ciento de lípidos, y este porcentaje puedes repartirlo en un 10 por ciento de grasas saturadas, otro 10 por ciento de grasas monoinsaturadas y el 10 por ciento restante de grasas poliinsaturadas.

— **Ácidos grasos saturados.** Provienen de los alimentos de origen animal. Actualmente, se relaciona un consumo habitual y elevado de estas grasas con una mayor incidencia de enfermedades coronarias. Se encuentra en la manteca, quesos enteros, carnes rojas y sus derivados (salchichas, hamburguesas, etc.), así como en la leche y yogures enteros, pasteles y masas, o en la manteca de vaca, margarinas duras y productos de pastelería, aceite de coco y aceite de palma (estos dos últimos muy utilizados en la fabricación de bollería industrial y empaquetada).

— **Ácidos grasos insaturados.** Tienen un efecto opuesto a los saturados, puesto que reducen el colesterol sanguíneo y los triglicéridos. Entre ellos encontramos:

— **Ácidos grasos monoinsaturados.** Su exponente principal es el ácido oleico, presente en gran cantidad en el aceite de oliva y en menor proporción en los frutos secos. Se les atribuye un efecto regulador del colesterol, pues baja el LDL (colesterol «malo») y sube el HDL (colesterol «bueno»). También se encuentran en el aceite de colza, aguacates y sus aceites.

— **Ácidos grasos poliinsaturados.** Entre ellos destacan los ácidos grasos esenciales, que a su vez se dividen en dos tipos: los omega-3, que se encuentran en el pescado azul (salmón, caballa, arenque, trucha) y los aceites de pescado, así como las nueces, semillas de soja, semillas de lino y sus aceites, y que tienen una acción reductora del colesterol LDL; y los omega-6, presentes en gran cantidad en los aceites de semillas (girasol, maíz...) y los frutos secos, cuya acción en el organismo también es reductora del colesterol. En el mercado también existen productos elaborados a base de aceites hidrogenados, denominados también aceites «trans» (*trans-fatty acids*). Estos aceites son poliinsaturados de origen vegetal pero han sido sometidos a un proceso de hidrogenación que tiene por objeto conseguir que se endurezcan los aceites vegetales y se conviertan en margarina. Se ha demostrado que los ácidos grasos transmonoinsaturados aumentan el nivel de colesterol porque actúan de una manera similar a las grasas saturadas.

EL ACEITE, NATURAL

Algunos estudios han comprobado que tras la Segunda Guerra Mundial creció de forma importante la incidencia de enfermedades degenerativas, años que coinciden con el inicio de la extracción de los aceites en caliente, a temperaturas que oscilan en los 200 °C. Este proceso industrial duplica el rendimiento, pero reduce considerablemente la calidad nutricional de los aceites, llegando a convertirlos en un posible riesgo para la salud. Por eso conviene consumir aceites vegetales prensados en frío y crudos.

La forma más saludable de consumir estos aceites es cruda, es decir, sin exponerlos a temperaturas elevadas como la cocción o la fritura. Esta acción transforma las grasas insaturadas del aceite en saturadas, que son muy poco recomendables para la buena salud porque liberan una cantidad ingente de radicales libres, que envejecen prematuramente el organismo y pueden llegar a provocar problemas de salud. Utiliza el aceite para aliñar ensaladas y verduras o ccha un chorrito por encima de los cereales cocidos, como el arroz. Así aprovecharás los grandes beneficios de los aceites vegetales sin exponerte a sus perjuicios por mal uso culinario.

Consejos para reducir **las grasas perjudiciales**

- Reduce el consumo de carnes grasas, vísceras, embutidos, leche entera, mantequilla, manteca, crema de leche, queso curado y huevo (sobre todo la yema).
- No abuses de las comidas preparadas ni de los platos precocinados, ya que se les suelen añadir grasas para mejorar su sabor.
- Limita el consumo de pastelería y bollería (sobre todo la envasada que aún contiene más grasa saturada), así como de helados cremosos.
- Modera el consumo de aperitivos y snacks (patatas fritas, patatas bravas...).
- Aumenta el consumo de pescado blanco o azul (tres o cuatro veces por semana), de manera que supere en frecuencia y cantidad al de la carne y los huevos.
- Selecciona la carne menos grasa, como la de conejo, pollo (sin piel), pavo, lomo de cerdo y solomillo.
- Elige los lácteos desnatados (sin grasas saturadas) y reduce el consumo de quesos, en especial los más secos. En su lugar, elige quesos frescos (requesón, Burgos...).
- Utiliza aceite de oliva para cocinar y aliñar y no olvides añadir frutos secos a tu dieta.
- Utiliza el horno, vapor, parrilla y en general métodos de cocción que requieran poca grasa.

Hidratos de carbono. Y, por último, llegamos al nutriente que mayor presencia debe tener en tu dieta, los hidratos de carbono. Los nutricionistas aconsejan que representen el 55 por ciento de lo que comes a lo largo del día, por lo que deberían ocupar aproximadamente la mitad de tus platos. Son muy importantes para tu cuerpo y tu mente, como comprobarás a continuación.

Esta recomendación se basa en que los hidratos de carbono, o glúcidos, son los que te proporcionan tu fuente principal de energía. En efecto, durante la digestión se transforman en azúcares y glucosa, y de tu aparato digestivo pasan a la sangre para nutrir a los tejidos de tu organismo. Son los nutrientes preferidos por el cerebro y el sistema nervioso para obtener energía porque en su proceso de combustión apenas dejan residuos. No en vano, a la glucosa se la conoce con el sobrenombre de «alimento del cerebro», fundamental para el buen funcionamiento de este importantísimo órgano.

Además de energía en forma de azúcares, también son fuentes de vitaminas y minerales, y aportan 4 cal por cada g que consumes. Sin embargo, es muy importante que sepas que no todos los carbohidratos son iguales. Existen los refinados, como la bollería, la pasta refinada, el pan de harina blanca o el chocolate que apenas tienen valor nutritivo. Aportan lo que se denomina «calorías vacías» y tan sólo ensucian tu organismo y engordan. Sin embargo, existen los hidratos de carbono de origen vegetal, como la fruta, la verdura, los cereales o las leguminosas , que son muy nutritivos y cuyos azúcares se libera lentamente, proporcionando energía a tu cuerpo sin producirle sobrepeso. Además, también son ricos en fibra, otro carbohidrato fundamental que te describiremos con detalle más adelante.

El secreto está en tomar productos integrales, de origen biológico y poco, o nada, procesados. La pasta o la bollería proviene de carbohidratos sanos, como el cereal, pero que se utilizan como base después de someterlos a un proceso de elaboración, como la harina blanca. Si cambias la pasta o el pan refinado por un sano plato de espaguetis integrales o un trozo de pan de harina integral, le proporcionas a tu cuerpo un sano aporte de hidratos de carbono, en vez de calorías vacías.

Existe otra función poco conocida de los glúcidos, pero no menos importante. Las dietas pobres en hidratos de carbono, que tan de moda están en Estados Unidos, provocan una pérdida importante de masa muscular. Esto se debe a que los carbohidratos también funcionan como economizadores de proteínas. Si tu dieta contiene una cantidad adecuada, tu organismo no usará a las proteínas como suministro de energía, sino como material para construir y reparar sus estructuras, que es una de las funciones de las proteínas. En cambio, si tu aporte de glúcidos es casi nulo, tu cuerpo se ve obligado a recurrir a las proteínas para tener suficiente energía y tu masa muscular se reduce y pierde tonicidad.

Algunos de los carbohidratos también forman parte de los tejidos de tu organismo. En ese caso se convierten en glucógeno, y se almacenan en el hígado y en la masa muscular. El cuerpo utilizará esa reserva si tu dieta no te proporciona suficiente glucosa, si estás enfermo y comes poco, o si duermes muchas horas seguidas sin comer nada. La reserva del hígado apenas da para alimentar a nuestro cuerpo unas 18 horas. Cuando el depósito de glucógeno se agota, tu organismo pasa a fabricar sus propios carbohidratos a partir de sus proteínas. No es conveniente llegar a esta situación, sobre todo en personas en época de crecimiento, mujeres embarazadas o en el desarrollo de trabajos que requieran esfuerzo físico. Por eso se recomienda no estar demasiadas horas sin comer y tener una dieta con un porcentaje de hidratos de carbono que supere el 50 por ciento. Eso sí, deben ser hidratos de carbono de buena calidad nutricional. Y los mejores son los de los cereales, las legumbres, la fruta y la verdura. Obtendrás glucosa de las frutas y verduras; fructosa de las frutas y la miel; sacarosa, de la remolacha, la caña de azúcar, las frutas y verduras; y el almidón, de los cereales, tubérculos, legumbres, frutas y verduras.

Y no olvides que sólo engordan los hidratos de carbono refinados, que no te nutren en absoluto. Si la mitad de tu dieta se basa en ellos, corres el riesgo de que tu organismo tenga déficits de minerales y es muy probable que también padezcas de estreñimiento porque tu alimentación no tendrá fibra. Además, te sentirás con poca vitalidad y es muy probable que ganes unos kilos de más muy poco saludables.

¿Por qué los alimentos procesados engordan más?

Cuanto más procesado está un alimento, menor es el trabajo que debe realizar el organismo para digerirlo. Así, cuanto antes digerimos una comida, más pronto volvemos a tener hambre y comemos más. Por ello es importante ralentizar el proceso digestivo para poder dejar de sentir hambre con tanta frecuencia. Eso se consigue escogiendo alimentos de liberación lenta, que se descomponen más lentamente y de forma constante en el sistema digestivo, aumentando la sensación de saciedad. Un alimento de liberación lenta se reconoce por la cantidad de fibra que contiene. Ésta llena el estómago pues el cuerpo tarda más en descomponerla y así enlentece el proceso digestivo. Otro elemento que permite identificar un alimento de liberación lenta es el índice glucémico, que explicaremos en un próximo apartado.

Así que inclínate por las frutas y verduras, y por los cereales integrales. Estos últimos tienen la ventaja añadida de que te sacian y son un excelente regulador metabólico. Desde el punto de vista dietético, tienen la ventaja de que ayudan a perder sobrepeso a quien lo necesita y a llegar al peso ideal en los casos de desnutrición. Como ves, los carbohidratos de calidad son todo ventajas.

TIPOS DE HIDRATOS DE CARBONO

No sólo existen los hidratos de carbono naturales y los refinados. Ambos tipos se dividen a su vez en función de su estructura y ordenación química, que se compone de carbono, hidrógeno y oxígeno.

Los dos tipos a los que nos referimos son los carbohidratos simples y los compuestos. Los primeros tienen una estructura química sencilla que se descompone y digiere rápidamente. En cambio, los segundos poseen unos enlaces químicos más complicados y el organismo dedica un tiempo sensiblemente superior a asimilarlos.

Vamos a describirte sus defectos y sus virtudes, y los alimentos que componen cada uno de los grupos.

— **Los simples**

Entre los azúcares más conocidos de los que se denominan simples están la glucosa, la galactosa y la fructosa, que es el azúcar de la fruta.

Estos azúcares pueden estar presentes en los alimentos como único glúcido y reciben el nombre de monosacáridos («mono», por uno y «sacárido», por azúcar). El monosacárido con mayor presencia en tu organismo es la glucosa, nombre con el que también se designa al azúcar de la sangre, y es el principal suministrador de energía.

Sin embargo, existen alimentos que contienen dos tipos de azúcares simples que se unen y forman un azúcar doble o disacárido («di», por doble y «sacárido», por azúcar). Los más conocidos son la lactosa, que resulta de la unión de la glucosa y la galactosa, y se encuentra en la leche y todos sus derivados; la sucrosa, que es una combinación de glucosa y fructosa, y se encuentra en la miel, la caña de azúcar, la remolacha y el jarabe de arce; y la maltosa, formada por dos unidades de glucosa que está presente en el azúcar del alcohol y en algunas frutas y verduras, como la pera y la manzana.

Tu cuerpo experimenta un cambio notable cuando consumes un monosacárido (excepto la fructosa) porque tu aparato digestivo lo asimila con gran rapidez y pasa de forma casi inmediata al flujo sanguíneo para llegar a los glóbulos rojos, que se encargan de darle el uso que tu organismo precisa en cada momento. Sientes una sensación de aporte extra de energía de forma casi instantánea, aunque esta subida viene precedida después de una bajada de las mismas proporciones que te lleva a tener la necesidad de consumir azúcar de nuevo.

Sin embargo, si comes disacáridos, tu organismo procede de forma más lenta porque su digestión es más elaborada, ya que debe descomponerlos primero en azúcares simples y después digerirlo. Estos glúcidos suelen transformarse casi siempre en glucosa en tu hígado y de ahí pasan a tu sangre. La energía llega entonces de forma más gradual y menos intensa, lo que no te provoca una bajada tan espectacular ni un potente deseo de volver a comer.

A continuación, te ofrecemos una tabla en la que te relacionamos los azúcares simples que suelen consumirse como ingrediente en la dieta occidental. Se encuentran en muchos de los alimentos procesados de los comercios, y en cantidades lo bastante importantes como para tenerlas en cuenta si deseas controlar tu peso o si quieres reducir el consumo de azúcar en tu dieta, así que examina bien las etiquetas antes de comprar. Son los siguientes: azúcar blanco, azúcar de dátil, azúcar de palma, azúcar glasé, azúcar granulado, azúcar moreno, caramelo, dextrosa, fructosa, glucosa (dextrosa), jarabe de arce, lactosa, levulosa, maltosa, melaza, melaza refinada, melaza refinada con alto contenido en fructosa, miel, polidextrosa, sorbitol y zumo de fruta concentrado.

— **Los complejos**

El nombre de carbohidrato complejo es bien explícito y hace referencia a aquellos azúcares que se componen de varios a la vez y se denominan polisacáridos («poli», de mucho y «sacárido», de azúcar).

Desde el punto de vista químico, estos azúcares están unidos con vínculos que potencian su valor energético, y uno de los ejemplos más representativos es la fécula o almidón. Así como las personas almacenan la glucosa en forma de glucógeno, las plantas almacenan este azúcar en forma de fécula. El otro tipo de polisacárido es la fibra alimenticia, que carece de almidón y que está presente en muchas frutas, verduras y cereales. Este carbohidrato te lo comentaremos ampliamente más adelante porque representa un gran beneficio para tu salud.

Entre los alimentos ricos en fécula destacan cereales como el trigo, arroz, mijo, avena o quinoa, que también puedes consumir como pan, pasta o harina. Siempre que hablamos de cereales ten en cuenta que nos referimos a cereales integrales y de origen biológico, que son la mejor forma de consumirlos.

Los hidratos de carbono complejos son muy interesantes desde el punto de vista nutricional porque requieren un gasto de energía mucho mayor para ser digeridos, además de no producir subidas de glucosa incontroladas. De hecho, esa digestión empieza en el mismo momento de la insalivación del alimento, un carbohidrato como la fécula ya empieza a descomponer sus largas cadenas de azúcares gracias a la acción de una enzima llamada amilasa.

Después, esas cadenas de azúcares más pequeñas, junto con alguna más grande y la fibra llegan al estómago, donde los jugos gástricos se encargan de seguir con el proceso digestivo. Cuando llegan al intestino delgado, vuelven a descomponerse hasta constituir pequeñas series de azúcares mono o disacáridos, que todavía deben convertirse en azúcares simples para de esta formqa poder llegar al torrente sanguíneo.

Una vez en la sangre, el hígado los almacena y convierte en glucosa, glucógeno o grasa, en función de las necesidades que tenga tu organismo. Las fibras permanecen inalterables durante todo este proceso digestivo y llegan al intestino grueso, donde realizarán una importante labor de desintoxicación.

La dieta de la zona

En las páginas anteriores hemos comentado la importancia de cada uno de los macronutrientes que necesita tu organismo e incidido sobre un punto fundamental de una alimentación sana: la proporción equilibrada de cada uno de ellos.

Esta idea es la base de una dieta, que bien podría denominarse simplemente buena alimentación, creada por el último gurú de la nutrición en Estados Unidos, Barry Sears. Se la conoce como la dieta de la zona y ha contado con la devoción de muchas estrellas del cine, que se han sentido mejor y han podido mantener su peso correcto sin tener que recurrir a dietas milagrosas o extrañas.

Las palabras que la definen son sana y eficaz, y su secreto se basa en comer la proporción justa de proteínas, grasas e hidratos de carbono. El bioquímico Barry Sears tiene un reputado prestigio en el mundo de la ciencia y su manera de definir una buena alimentación y un cuerpo saludable es «estar en la zona», de ahí el sobrenombre de su dieta.

Sears propone volver a la alimentación de hace 40 años, más sana y natural, y aboga por una dieta de corte mediterráneo, con más frutas y verdura, con pollo y pescado, y con aceite de oliva, pero sin almidones.

Un plato «dentro de la zona» incluye un tercio de proteínas bajas en grasa y otros dos tercios con carbohidratos aliñados con unas gotas de aceite de oliva. Los hidratos de carbono deben ser saludables, es decir verduras, frutas o legumbres. Otra de las ventajas de esta dieta es que propone hacer cinco comidas al día, dos de las cuales deben ser ligeras, como un tentempié. Además, no conviene dejar pasar más de cuatro o cinco horas sin comer, para mantener los niveles de glucosa en sangre estables y evitar la sensación de hambre.

Sears ha creado una clasificación de alimentos en función de la cantidad que debemos comer de ellos:

- **Controlados:** carnes grasas, embutidos, grasas saturadas, bollería y dulces.

- **Moderados:** carnes magras, hidratos de carbono con almidón (pasta, arroz y patatas) y huevos. La cantidad recomendada es de uno a dos huevos por semana y de una a dos porciones diarias de carne magra o pescado.

- **Ilimitados:** frutas, verduras, lácteos desnatados, pescado y agua. Las verduras u otros alimentos deben ser aliñados con aceite de oliva. Lo ideal es de tres a cinco porciones de frutas o verduras diarias. Además del aceite de oliva, las otras grasas saludables son los frutos secos o los aguacates.

Esta dieta debe personalizarse, ya que hay que tener en cuenta no sólo la proporción, sino también la cantidad, que varía en función del sexo, peso, porcentaje de grasa corporal y actividad física de cada persona. Como ya se recomienda en otras muchas dietas, Sears también propone beber dos litros de agua diarios y hacer al menos media hora de ejercicio tres veces por semana.

El único inconveniente que algunos expertos en nutrición ven en esta dieta es que limita el consumo de arroz, patatas, pan y pasta. Para evitar esta carencia, recomiendan comer estos hidratos de carbono en su forma integral y tomarlos dos o tres veces por semana, coincidiendo con el día en que se realiza ejercicio.

Los que no aportan energía

Vitaminas. Son elementos nutritivos que resultan esenciales para la vida humana. Una dieta natural, con riqueza de productos frescos, puede proporcionar todas las vitaminas en cantidades necesarias. Aunque cada vitamina tiene funciones específicas, en general se caracterizan porque no aportan energía, pero sin ellas el organismo no puede aprovechar los demás elementos proporcionados por los alimentos (ácidos grasos, aminoácidos, hidratos de carbono y minerales).

El cuerpo emplea las vitaminas para formar unas sustancias denominadas coenzimas, indispensables para las reacciones químicas que hacen posible la vida. Estas reacciones proporcionan a todas las células la energía de los alimentos, les permite crecer y multiplicarse, hacen posible el desarrollo de las estructuras corporales durante las etapas de crecimiento y reparan daños en los adultos.

Las vitaminas se consideran micronutrientes porque se requieren en cantidades muy pequeñas (miligramos o microgramos), y casi todas se obtienen exclusivamente de los alimentos, aunque el cuerpo es capaz de sintetizar algunas de ellas: el organismo forma toda la vitamina D que necesita gracias a la acción del sol sobre la piel.

Existen dos tipos de vitaminas:

- **Liposolubles:** que se disuelven en grasas y aceites. Se almacenan en el hígado, por lo que no es necesario un aporte diario de las cantidades recomendadas.
  - **Vitamina A:** necesaria para la salud de la piel, mucosas y retina. También participa en la elaboración de enzimas y de hormonas sexuales y suprarrenales. Se encuentra como tal en los lácteos enteros y el huevo, pero muchos vegetales proporcionan betacaroteno, que el organismo transforma en vitamina A (zanahoria, calabaza, boniato, albaricoque…).
  - **Vitamina D:** es fundamental para la absorción del calcio y el fósforo, por tanto para el buen estado de los huesos. La piel la sintetiza gracias a la acción del sol, pero también se halla en sardinas, huevos y leche.
  - **Vitamina E:** favorece la capacidad reproductiva, pero sobre todo destaca por sus propiedades antioxidantes. La proporcionan: germen de trigo, almendras, avellanas, piñones, aceites de girasol, de oliva, de maíz, aguacate y soja germinada.
  - **Vitamina K:** fundamental para la coagulación de la sangre. Se encuentra en las coles, coliflor, espinacas, lechuga, patatas…

- **Hidrosolubles:** se disuelven en agua y cada día deberían consumirse alimentos que las proporcionen en las dosis adecuadas.
  - **Vitamina C:** interviene en la asimilación de los aminoácidos, participa en los procesos de desintoxicación que se producen en el hígado y estimula las defensas. Se encuentra sobre todo en las frutas y hortalizas frescas como el kiwi, pimiento rojo, naranja, limón, mandarina, fresa, perejil, col, patata…

— **Complejo B:** de las trece vitaminas que se necesitan, ocho pertenecen al llamado grupo B. De ellas dependen procesos tan distintos como el latido del corazón, la memoria, el transporte de oxígeno y el mantenimiento de la piel, pero destaca sobre todo su importancia directa sobre el sistema nervioso.

Minerales. En todos los procesos fisiológicos intervienen uno o varios minerales, por lo que son nutrientes muy importantes. Como las vitaminas, no aportan energía, pero resultan imprescindibles. Son necesarios en la constitución de huesos y dientes, en el crecimiento y conservación de los tejidos y como componentes de la mayor parte de las reacciones químicas en las que intervienen las enzimas y las hormonas. Se conocen un total de quince minerales esenciales para la salud y su absorción presenta algunas peculiaridades, como que pueden competir entre sí, por lo que un consumo excesivo de uno puede dificultar la absorción de otro. Por otro lado, el tipo de fuente alimentaria también determina el grado de absorción (el hierro de origen animal se absorbe mejor que el de origen vegetal) y algunos pueden resultar nocivos si se toman en exceso.

Los más conocidos son:

▦ **Hierro:** necesario para la producción de hemoglobina que transporta el oxígeno. Se halla en los cereales integrales, marisco, pescado azul, carne, tofu, frutos secos, lentejas, espinacas, acelgas, verdolaga…

▦ **Calcio:** principal mineral de los huesos y dientes, y esencial para la transmisión nerviosa. Abunda sobre todo en los lácteos, almendra, sésamo, espinaca, brécol, sardina…

▦ **Potasio:** fundamental en la eliminación de líquido y control del sodio. También interviene en la regulación de los latidos del corazón. Está en casi todos los alimentos vegetales pero especialmente en plátanos, cítricos, verduras crudas y legumbres.

- **Magnesio:** equilibra el sistema nervioso. Es necesario en la fabricación de material genético y en los procesos de obtención de energía. Ayuda a fijar el calcio. Soja, frutos secos, semillas, trigo y arroz integrales, avena, maíz, verduras de color oscuro, judías y aguacates.

- **Cinc:** interviene en la función sexual, la producción de enzimas, la cicatrización de heridas y la actividad del sistema inmunitario. Se encuentra en la ostra, gamba, levadura de cerveza, germen de trigo, semillas de calabaza, pan integral, huevos y productos lácteos.

El correcto aporte de líquidos

Además de estos nutrientes, el organismo también necesita el aporte de líquidos, en especial agua. Por tanto, ha de ser la bebida de elección para quitar la sed, en lugar de algunas como zumos de frutas, pero sobre todo leche o vino, pues son más calóricas. La ingesta de líquidos recomendada debe ser de uno a dos litros diarios de agua, aunque también se puede tomar en forma de infusiones o caldo. Y es que el agua ejerce un papel fundamental en muchos procesos básicos del organismo, como el transporte, la eliminación de sustancias de desecho y la regulación de la temperatura corporal. Cada gota, por tanto, es necesaria. Y más si tenemos en cuenta que no disponemos de reserva de agua en el organismo y que la perdemos de forma constante a través de los riñones, la respiración, la piel y los intestinos. Pero además, beber agua en abundancia es un requisito imprescindible si queremos adelgazar porque:

- Beber previene la resistencia a la insulina o incluso la atenúa. Por tanto, previene de la diabetes a la vez que impide engordar.

▪ Beber ayuda al organismo a eliminar toxinas, limpiarse interiormente y evitar la retención de líquidos. Todo ello ayuda a adelgazar.

▪ Beber mejora el rendimiento metabólico, es decir, se queman más grasas. Los estudios demuestran que si no se bebe lo suficiente, el metabolismo energético disminuye hasta un cinco por ciento. Y esto, al cabo de los años, son unos kilos de más. Además, llena el estómago y da sensación de saciedad.

Beber agua **adelgaza**

La mayoría de las dietas recomiendan beber mucha agua, unos dos litros diarios, pero hasta ahora no se había demostrado que, aparte de un efecto depurativo, tuviese algún resultado sobre la reducción de peso. Ahora, una investigación llevada a cabo por el Centro de Investigación Clínica Franz-Volhard (Berlín) lo ha demostrado. Ésta se realizó sobre catorce personas de peso normal, la mitad hombres y la mitad mujeres, que bebieron el agua bajo estricta observación científica. A los 10 minutos de beber medio litro de agua, los índices metabólicos de los sujetos estudiados, tanto en los hombres como en las mujeres, reflejaron un aumento de la quema de calorías que alcanzó un nivel máximo del treinta por ciento a los cuarenta minutos, comenzando luego a descender hasta alcanzar su nivel normal al cabo de varias horas. Este efecto, aunque real, no deja de ser modesto, por lo que el aumento de consumo de agua sólo debe ser considerado como un factor más dentro de un plan de adelgazamiento serio. Los investigadores estiman que una persona que aumentase su consumo de agua en 1,5 l diarios (incremento muy elevado), al cabo de un año habría quemado unas 17.400 cal suplementarias, lo que supondría una pérdida de peso de dos kilos, aproximadamente. Esto significa que aumentar el consumo de agua en seis vasos supone quemar 48 kcal más.

Lo que el organismo realmente necesita es agua pura y buena. Puede ser modificada de sabor y enriquecida con propiedades curativas como en las tisanas; o contener calorías y vitaminas como en las limonadas o zumos de frutas, que deberían tomarse diluidos. Además, como hemos apuntado antes, es preferible tomar la fruta entera que en forma de zumo, pues se trata de que el cuerpo trabaje para descomponer los alimentos y no dárselo todo hecho.

Quedan descartadas, por supuesto, las bebidas gaseosas o refrescos, que sí engordan. En concreto, un refresco de cola o similar puede llevar hasta 25 g de azúcar. Con uno no pasa nada, pero si cada día bebemos un vaso las cuentas serán catastróficas. Además, hay que tener en cuenta que estas bebidas provocan más sed a la larga ya que pueden aumentar la concentración de solutos en nuestro medio interno, lo que requiere tomas adicionales de agua para volver a diluirlos. Si el agua nos aburre, siempre podemos añadirle un poco de zumo de limón. En cuanto a la leche, es un alimento líquido cuyo contenido calórico también debe tenerse en cuenta. Además, aporta grasas saturadas, por lo que es mejor elegir la versión desnatada. En lo que a bebidas

Té mejor que **café**

El principal problema que presenta el café es el aporte de cafeína, una sustancia que estimula los jugos gástricos, lo que a su vez estimula el apetito. Además, aparte del aroma y sabor, pocos beneficios aporta a nuestro organismo. Por este motivo se recomienda limitar su consumo a dos tazas al día como máximo, o todavía mejor, sustituirlo por la versión descafeinada. El té, por su parte, contiene menos cafeína que el café y, además, tiene probados beneficios para la salud del corazón por su contenido en antioxidantes (flavonoides), sobre todo si hablamos de té verde. Por tanto, tomado también con moderación es beneficioso y más si optamos por las versiones sin cafeína.

con alcohol se refiere, el vino, la cerveza y los licores no deben tomarse nunca para quitar la sed pues aportan muchas calorías y además aumentan las pérdidas de agua por el riñón. En un próximo apartado profundizaremos más sobre el tema del alcohol.

Piérdele el miedo a los hidratos de carbono

Aunque los especialistas en nutrición afirman que una alimentación sana y equilibrada pasa por consumir a diario un 50 por ciento de hidratos de carbono, lo cierto es que los alimentos que son ricos en carbohidratos no gozan de buena fama debido a la idea equivocada de que engordan. Como te hemos comentado con anterioridad, los hidratos de carbono de buena calidad no sólo son necesarios, sino que te aportan sólo cuatro calorías por gramo, al igual que las proteínas, cuando las grasas y las bebidas alcohólicas te proporcionan nueve y siete calorías respectivamente, y están entre las responsables más directas del sobrepeso.

Y es que conviene repetir, aún a riesgo de ser reiterativos, que no todos los hidratos de carbono son perjudiciales, y vamos a explicarte por qué es así.

El cuerpo necesita glucosa para funcionar, y si los niveles son bajos, recurre a las proteínas para obtener combustible. Es un hecho indiscutible, probado y estudiado. Y las proteínas son demasiado importantes como para malgastarlas, porque con ellas el cuerpo realiza funciones tan vitales como mantener en buen estado el sistema inmunitario para que no contraigas alguna infección.

Además, si dejas de consumir hidratos de carbono durante un periodo largo, se resentirán las células de tus músculos y de los tejidos de órganos tan vitales como el corazón debido a esa mala utilización de las proteínas.

Por otro lado, los carbohidratos son fundamentales para metabolizar de forma correcta las grasas. Te ayudan a utilizarlas y evitan que se acumulen, porque se mezclan con ellas para que tu cuerpo pueda aprovecharlas como combustible. Sin la presencia de hidratos de carbono, el organismo no asimila bien esas grasas y se produce una cetosis. Así se denomina a una presencia excesiva de cetona en sangre. Esta sustancia procede de la digestión de las grasas y se acumula en el flujo sanguíneo cuando no existen hidratos de carbono que la metabolicen. No se trata de una nadería, ya que la cetosis provoca náuseas, vómitos y dolor de estómago, pero además puede tener repercusiones muy graves durante el embarazo ya que llega a provocar daños irreversibles en el cerebro del feto.

¿Cuántos hidratos de carbono **consumir?**

Los expertos en salud y nutrición recomiendan consumir entre 200 y 400 g de hidratos de carbono al día, o, por lo menos, que representen el 55 por ciento del consumo total de energía.

Si conoces tu consumo diario de calorías, utiliza esta fórmula para averiguar cuál sería la cantidad ideal de hidratos de carbono que deberías incluir en tu dieta.

Si consumes 2.000 calorías al día, el 55 por ciento de 2.000 sería:

55 x 2.000 / 100 = 1.100 calorías.

Si sabemos que 1 gramo de hidratos de carbono contiene 4 calorías, 1.100 calorías equivaldrían a: 1.100 / 4 = 275 gramos de hidratos de carbono al día

Así que incluye sin dudarlo entre 200 y 400 g de hidratos de carbono de buena calidad al día para proteger a tus proteínas y prevenir una posible cetosis.

Riesgos de una dieta sin hidratos de carbono

- **Al reducir los carbohidratos** se notará una pérdida en peso y grasa del cuerpo. Cuando se disminuyen los niveles de glicógeno (almacenamiento de carbohidratos en el hígado), el cuerpo se deshidrata, provocando una pérdida de peso importante las primeras dos semanas. El peso perdido es agua y músculo.

- **Puede ocurrir una gluconeogénesis** (al reducirse el consumo de hidratos de carbono, el cuerpo utiliza la proteína y la grasa para formar energía). Así se reduce el almacenamiento de proteínas, por lo tanto, disminuye masa muscular, disminuye el metabolismo y los niveles de energía. Todo esto podría causar fatiga en la persona.

- **Al utilizar la grasa** como fuente de energía podría producirse un exceso de cuerpos cetónicos. Los cuerpos cetónicos son producto normal del metabolismo de las grasas, pero un exceso podría causar acidosis, que podría afectar tu cerebro y sistema nervioso.

- **El aumento en consumo** de productos animales o grasas saturadas en detrimento de los hidratos de carbono lleva a incidencias de enfermedades cardíacas, colesterol elevado, obesidad y algunos tipos de cáncer.

- **El alto consumo** de proteínas podría derivar en problemas a nivel de hígado y riñones.

- **Una dieta con un elevado** aporte en proteínas puede alterar el pH de tu cuerpo (debido al exceso de ácidos) causando acidosis que, en condiciones extremas, podría causar la muerte. Además, este cambio en pH puede ocasionar problemas gástricos y pérdida de calcio poniéndote en riesgo de osteoporosis.

▪ **El cerebro necesita** un aporte diario de entre 60-100 g de hidratos de carbono. Así, se ha comprobado que quienes siguen una dieta carente de estos nutrientes, les cuesta más concentrarse, tienen peor memoria y sufren dificultades de aprendizaje.

▪ **El consumo adecuado** de hidratos de carbono aumenta las concentraciones de dopamina y norepinefrina, dos neurotransmisores que potencian la felicidad y el buen humor. Por tanto, si no se ingieren en las cantidades adecuadas propician el mal humor.

▪ **Otros efectos** de una dieta demasiado baja en carbohidratos son las elevaciones de la presión arterial, dolores de cabeza, estreñimiento, diarrea y calambres.

¿Por qué «consuelan» los hidratos de carbono?

Los alimentos ricos en carbohidratos provocan la liberación en la sangre de una hormona denominada insulina. Esta sustancia es fundamental para nuestra salud, porque además de conducir el exceso de glucosa hacia las células grasas del organismo, también promueve la asimilación de todos los aminoácidos en las células. Todos, excepto el triptófano.

Este aminoácido llega entonces al cerebro sin ningún tipo de competencia y realiza la placentera función de transformarse en serotonina, un neurotransmisor que provoca reacciones tan placenteras como levantar el ánimo o aliviar el dolor y propiciar la sensación de calma y bienestar. Además, también favorece el sueño y ayuda a reducir el apetito.

Estos son los motivos por los cuales un trozo de chocolate o una golosina te consuelan en los malos momentos, pero debes saber que ese mismo efecto te lo puede proporcionar el azúcar de un par de manzanas o unas tostas de arroz inflado.

Consejos para un consumo saludable

El consumo de carbohidratos como frutas, vegetales, leche, legumbres, cereales, pastas y arroz integrales son necesarios para una pérdida de peso saludable y evitar trastornos como la diabetes. Y es que estos alimentos son parte esencial de las funciones normales de tu cuerpo y metabolismo. Eso sí, debes tomarlos con moderación y en las porciones recomendadas. Una buena selección de estos alimentos contribuirá a tu salud general.

- **Presentes en cada comida:** si tomas hidratos de carbono en cada comida te aseguras un buen equilibrio nutricional. Según las recomendaciones de la Organización Mundial de la Salud (OMS), al menos el 50 por ciento de las calorías diarias debería proceder de este nutriente y repartir su ingesta a lo largo del día.

- **La mitad de los carbohidratos** en tu dieta deben ser integrales (pan integral, arroz integral, cereales secos hechos de granos integrales etc.). Recuerda que los alimentos con un alto contenido en fibra aumentan la sensación de saciedad.

- **Al levantarse:** es importante su presencia en el desayuno pues es entonces cuando el organismo necesita una buena dosis de energía para iniciar las actividades diarias y afrontar la jornada con ánimo. Incluir cereales (en forma de pan, copos…) y fruta (entera o en zumo) es una buena opción.

- **Fruta:** tomar entre tres y cinco raciones al día (de unos 150 g cada una) es una buena medida pues aporta cantidades considerables de azúcar y proporciona muchos nutrientes. Las frutas deben ser frescas y si son enlatadas no deben tener azúcar añadido. En cuanto a los zumos mejor que sean naturales. Y recuerda que menos de la mitad de tu requerimiento de frutas deben ser consumidas en forma de jugo.

▦ **Legumbres:** contienen muchos hidratos de carbono de absorción lenta, así como proteínas, vitaminas, minerales y fibra. Se recomienda tomarlas tres o cuatro veces a la semana, mejor al mediodía ya que por la noche pueden resultar indigestas.

▦ **Cereales integrales:** así es como nos beneficiaremos más de los hidratos de carbono. En cuanto al pan, puede tomarse entre 100-150 g de pan integral al día, y la pasta puede tomarse varias veces a la semana.

▦ **Patatas:** un alimento excelente, sobre todo si se toman al horno, vapor o cocidas, pues fritas añaden muchas grasas y calorías.

▦ **La leche** y los productos lácteos deben ser bajos en grasa.

▦ **Los vegetales** deben ser frescos, de ser enlatados, busca las versiones bajas en sodio.

▦ **Azúcar:** conviene evitar o moderar el consumo de azúcar blanco y reemplazarlo por el de caña. La dieta puede admitir entre 20-30 g de azúcar pero teniendo en cuenta el que nos proporcionan los propios alimentos.

Recuerda que en un plan de alimentación saludable y para perder peso debes eliminar los carbohidratos simples como: azúcar, bebidas alcohólicas, refrescos, dulces, postres de repostería, chocolates, galletas dulces, bebidas artificiales, etc.

Su papel en la pérdida de peso

El arroz, la pasta y las legumbres son la principal fuente de hidratos de carbono complejos de nuestra dieta y junto con las frutas, verduras y hortalizas deben constituir la base de nuestra alimentación. Sin embargo, nuestra preocupación por la línea y la falsa creencia de que los alimentos ricos en hidratos de carbono engordan nos ha llevado a disminuir su consumo. El estudio CARMEN (*Carbohydrate Ratio Management in European National Diets*) demuestra lo equivocado de nuestra postura. Con este estudio se pone de manifiesto que sufrir sobrepeso es menos probable con dietas ricas en carbohidratos complejos en las que abunden las verduras, hortalizas, frutas, pastas, legumbres y cereales integrales. Estos alimentos, característicos de la dieta mediterránea, vuelven a estar de moda por sus múltiples beneficios. Son una fuente importante de vitaminas, minerales, proteínas y fibra vegetal y su aporte de grasa es casi nulo. El valor promedio de los carbohidratos viene a ser de 4 calorías por gramo, similar al de las proteínas e inferior a las grasas que aportan 9 calorías por gramo. En los últimos años, su consumo había decaído en favor de una alimentación rica en proteínas de tipo animal y con exceso de grasa saturada, propia de las dietas occidentales del norte de Europa. Ahora, con este estudio, se demuestra que reducir las grasas -especialmente las saturadas- y aumentar la proporción de carbohidratos, además de ser beneficioso para el corazón, parece favorecer la pérdida de peso.

¿Por qué?

Porque el sobrepeso es el resultado de un desequilibrio energético que se produce cuando hay una ingestión calórica excesiva en relación con el gasto de energía de la pesona. Al ingerir más energía de la necesaria, ésta se almacena en forma de grasa. El primer paso es reducir el consumo total de calorías al día, y después plantearse aumentar el porcentaje de hidratos de carbono sobre el total del aporte energético a costa de reducir el de las grasas.

Los hidratos de carbono y el índice glucémico

Como sabes, todas las personas necesitamos incluir hidratos de carbono en nuestra alimentación diaria para asegurarnos una importante fuente de energía, y también para prevenir la cetosis. Sin embargo, ¿qué diferencia un hidrato de carbono saludable de otro que no lo es? ¿Se puede hablar de carbohidratos buenos y carbohidratos malos? ¿Qué diferencia nutricional existe entre unas patatas fritas y una rebanada de pan de centeno? Efectivamente. Hay hidratos de carbono buenos y malos, y existe un parámetro que permite entender las diferencias entre ambos: el índice glucémico o IG.

¿Qué es el índice glucémico? El índice glucémico no es más que un parámetro que mide la manera en que los hidratos de carbono afectan a los niveles de glucosa en la sangre, es decir, la velocidad a la que nuestro cuerpo es capaz de extraer la glucosa de un alimento a través del proceso de digestión. El aumento de glucosa y el posterior descenso se denomina respuesta glucémica.

Existen determinados alimentos que cuestan más de digerir y, por lo tanto, nuestro organismo tarda más en aprovechar la glucosa que contiene. En cambio, también consumimos otros cuyo aporte glucémico es casi inmediato por su extraordinaria digestibilidad. Esa velocidad se mide en términos de índice glucémico y varía mucho de unos alimentos a otros.

Se entiende como índice glucémico alto a los alimentos que se convierten en glucosa rapidamente. Entre ellos se cuenta la mayor parte de los hidratos de carbono simples, como algunos tipos de azúcar, por ejemplo.

Por el contrario, los alimentos que se descomponen lentamente en glucosa tienen un índice glucémico bajo. En este grupo destacan los hidratos de carbono complejos, también denominados azúcares de combustión lenta, como los cereales. Sin embargo, no son todos los que están. Es decir, existen carbohidratos complejos, como la patata, que tiene un IG muy alto, por lo que la liberación de glucosa y posterior insulina es muy elevada. Por este motivo, el IG viene a matizar la clasificación que durante décadas permanecía inamovible de diferenciar carbohidratos simples y complejos como los malos y los buenos de la película. Esto significó una gran sorpresa en el mundo nutricional. Con el descubrimiento del índice glucémico se vio que algunos alimentos muy ricos en almidón, como el pan, el arroz o las patatas, se digerían rápidamente, por lo que la respuesta glucémica del organismo era alta. De igual manera, se comprobó que existían algunos azúcares, como la sacarosa o la fructosa, que tenían un índice glucémico de moderado a bajo y que, por lo tanto, no incidían de forma tan importante en el nivel de glucosa de la sangre.

Este parámetro, que se utilizó como un medida de investigación para clasificar a los alimentos por su incidencia en los niveles de glucosa pura en sangre, es la base de algunas dietas. El índice estándar, que marca el ritmo «rápido» de aumento de la glucosa en el flujo sanguíneo equivale a 100. Este índice se basó en el efecto que hace la glucosa pura, por lo que cuanto más se acerque el IG de un alimento a 100, más alto será.

Lo ideal para tu alimentación es consumir abundantes carbohidratos complejos con un índice glucémico medio para asegurar a tu organismo un aporte de glucosa estable durante todo el día. Con ello tendrás más energía, menos hambre y menos grasa.

¿Qué efecto tiene la glucosa sobre la sangre? La glucosa llega a la sangre proveniente del sistema digestivo, que la extrae de los alimentos ingeridos en el intestino delgado. El efecto inmediato que provoca sobre el organismo es que promueve por parte del páncreas la producción de una hormona llamada insulina. La función de esta hormona es transportar la glucosa allí donde nuestro organismo la necesita como combustible, que es el cerebro y las células de los músculos.

Nuestro cuerpo está diseñado para ser capaz de gestionar un nivel constante y regular de liberación de glucosa durante el proceso digestivo. Sin embargo, también tiene la capacidad de generar insulina a toda velocidad para poder hacer frente a aportes extras de glucosa.

Pero este trabajo extra tiene una consecuencia inmediata poco deseable: el hambre. Efectivamente, las oleadas de insulina aumentan la sensación real de hambre y la «necesidad» de ingerir más carbohidratos simples. Y el círculo vicioso tiene un resultado nefasto sobre nuestro peso porque cuando la insulina ya ha transportado a nuestro cerebro y nuestros músculos toda la glucosa que necesitaban, se dirige a las células grasas para depositar su excedente, y allí no hay límites para almacenar las calorías. El aumento de peso es casi inmediato, pero esta circunstancia no es la más grave para nuestra salud.

Si se mantiene un aporte continuado de glucosa en grandes cantidades, las células pueden padecer daños y convertirse en resistentes a la insulina. Este problema celular se traduce en envejecimiento prematuro, arterioesclerosis e, incluso, diabetes de tipo II, que se presenta sólo en personas adultas.

Por estos motivos es fundamental controlar los aportes extras de glucosa «directa en vena» que suponen los carbohidratos simples en grandes cantidades o determinados carbohidratos complejos y que, de hecho, es el motivo por el que se han creado tan mala fama los hidratos de carbono.

Pero no debemos olvidar que existen los carbohidratos con un IG bajo o moderado y con excelentes propiedades nutricionales, que deben constituir la base de nuestra alimentación para poder tener un cuerpo y una mente sanos y equilibrados. Y cargados de buena energía, en todos los sentidos.

Una alimentación basada en el índice glucémico. Intentar basar tu alimentación en el índice glucémico es un tema algo complicado por diversos factores. En primer lugar, tu cuerpo puede tener respuestas diferentes al índice glucémico de un día a otro, o si lo comes a una hora u otra, por lo que no puedes responder de forma matemática a las combinaciones que te proponga ninguna dieta.

Por otro lado, debes conocer la tabla de IG de los alimentos y saber que no es lo mismo consumir uno sólo que combinar varios, ya que los diferentes IG interaccionan y se contrarrestan o compensan.

También varía el índice glucémico en función de la manera en que cocines los alimentos y puede influir el que una fruta esté verde o madura, o que le haya dado más el sol cuando todavía estaba en el árbol, porque son alimentos vivos y no responden a un porcentaje estricto y determinado de nutrientes.

Quizá por eso existan diversas versiones sobre este tipo de dieta, aunque todas partan del mismo baremo.

Lo que no varía es que la intención final de la misma es provocar una liberación constante y moderada de glucosa, que tiene evidentes beneficios para tu organismo. Para ello evitan los alimentos con un IG alto, moderan el consumo de los que tienen un IG medio y potencian los de IG bajo. Aunque existen combinaciones entre ellos que proporcionan un IG bajo-medio muy recomendable, como podría ser un buen plato de judías verdes (IG bajo) con patatas cocidas (IG alto).

Aunque pueden parecer poco rigurosas, lo cierto es que las dietas basadas en el IG cuentan con el beneplácito de muchos expertos en nutrición. Entre sus beneficios cabe destacar que da muy buenos resultados en personas con diabetes porque el concepto de índice glucémico es vital para controlar el nivel de azúcar en la sangre y mantener una liberación lenta y constante de glucosa en la sangre.

Además, quienes se deciden a seguir una dieta basada en el IG cambian sus hábitos de vida hacia una alimentación más saludable, no se pelean con la báscula y aprenden mucho sobre los hidratos de carbono, que deberían constituir la mitad de nuestra dieta.

Factores que inciden sobre el índice glucémico. Existen determinados factores que tienen una repercusión directa sobre el índice glucémico de un alimento, como puede ser el tamaño de sus moléculas o su nivel de acidez, grasa o fibra. Vamos a enumerarte alguno de ellos:

El nivel de acidez hace que tu digestión sea más lenta y por esos los alimentos ácidos, como el vinagre o los cítricos, tienen un índice glucémico bajo. Por lo tanto, si aliñas unas patatas cocidas con vinagre puedes hacer descender su IG.

Aunque pueda parecer inverosímil, la grasa de un determinado alimento también puede reducir su IG. El motivo es que la grasa aumenta el tiempo de digestión y consigue que un paquete de patatas fritas tenga un IG más bajo que la misma cantidad de puré de patatas o de patatas cocidas, que el cuerpo asimila más rapidamente y cuya glucosa llega a la sangre más deprisa. Sorprendente, pero cierto.

Otro factor que disminuye el IG es la fibra soluble de la legumbre seca, la fruta y la avena. Como ralentiza el ritmo de la digestión, hace descender el IG de estos alimentos.

Las legumbres también contienen otro elemento que reduce su IG: la fécula. Sin embargo, no ocurre lo mismo con todos los tipos de fécula. Existen dos: la amilosa y la amilopectina. La primera se encuentra en las legumbres y su estructura es larga y recta, por eso resulta difícil de digerir. En cambio, la amilopectina tiene una estructura quebrada, que no necesita descomponerse tanto y se digiere mejor, por lo que la glucosa llega más pronto y de golpe. Es el caso de la harina de trigo y algunos alimentos con un IG alto.

Aunque parece que cualquier azúcar tenga un IG alto, lo cierto es que no es así. Por eso es importante que controles el tipo de azúcar que tienen los alimentos que consumes. Por ejemplo, el de la fruta (fructosa) se absorbe muy lentamente en el intestino y tarda en metabolizarse en el hígado, y lo mismo sucede con el azúcar de la leche (lactosa). Así que los alimentos cuyo azúcar sea fructosa o lactosa tendrán un IG bajo, en contra de lo que podría parecer.

▦ Otro de los nutrientes que ralentizan el ritmo de digestión de los hidratos de carbono son las proteínas. La combinación de ambos reduce el IG de una comida, así que si comes patatas cocidas con carne blanca o arroz con pescado, tu cuerpo tendrá una respuesta glucémica menor que si consumes las patatas o el arroz solos.

▦ Y, finalmente, uno de los factores más determinantes sobre la respuesta glucémica y el IG de los alimentos es el tamaño de las partículas de lo que comes. No es lo mismo comer muesli de avena que harina de avena, y por eso, cuanto más procesado esté un alimento, mayor será su IG.

Tablas de IG. A continuación te proporcionamos una relación de alimentos en función de su IG para que puedas conocerlo de forma rápida y fácil. Como te hemos comentado, son datos orientativos, porque un mismo alimento puede experimentar variaciones, aparte de las que le provoca la forma en que se consume y el momento o el estado de la persona que lo toma.

Sin embargo, nos parece útil que tengas una idea aproximada como la que te proporcionamos aquí.

Alimentos con un índice glucémico **bajo (0-39)**

Cacahuetes	**7-23**	Pomelo	**25**
Garbanzos	**10**	Alubias rojas	**25**
Soja	**15**	Melocotones	**26**
Fructosa	**20**	Alubias blancas	**29**
Cebada	**22**	Lentejas	**29**
Anacardos	**22**	Tortitas de trigo	**30**
Cerezas	**23**	Alubias pintas	**31**
Ciruelas	**25**	Leche de vaca desnatada	**32**

➤

Leche de vaca entera	**34**	Naranjas	**40**
Peras	**34**	Pan de centeno	**42**
Pan de cebada	**34**	Zumo de verduras	**43**
Pan de soja y linaza	**36**	Uvas	**45**
Yogur	**36**	Pan integral	**46**
Garbanzos	**36**	Bulgur	**46**
Zumo de tomate	**38**	Mazorca de maíz	**48**
Manzanas	**39**	Arroz integral	**50**
Fresas	**40**		

Alimentos con un índice glucémico **medio (40-59)**

Patatas asadas	**55-56**	Plátanos	**57**
Papaya	**56-60**	Zumo de naranja	**57**
Muesli	**56**	Arroz basmati	**58**
Zumo de frutas rojas	**56**	Maíz dulce	**59**
Arroz salvaje	**57**	Cuscús	**61**
Patatas	**57**	Remolacha	**64**
Patatas fritas	**57**	Pasas	**64**
Boniatos	**57**	Zumo concentrado de frutas	**66**
Guisantes	**57**		

Alimentos con un índice glucémico **alto (60-100)**

Harina de avena	**66**	Patatas fritas	**75**
Pan blanco	**69-87**	Habas	**79**
Puré de patatas	**67-83**	Sandía	**80**
Panecillo de hamburguesa	**72**	Refrescos	**84**
Colinabo	**72**	Dulces	**80-101**
Copos de cereales (maíz, trigo, salvado)	**74-94**	Miel	**87**
		Barritas de arroz hinchado	**87**
Calabaza	**75**	Arroz blanco	**87-94**

Puré de patatas instantáneo **87-94**	Chirivía **97**
Palomitas de maíz **89**	Glucosa **100**
Zanahoria cocida **92**	Dátiles **103**
Bebidas isotónicas **95**	Maltosa **110**

El concepto de carga glucémica. El IG no es el único factor que determina hasta qué punto el consumo de un alimento eleva el nivel de azúcar en sangre. Si ingerimos la misma cantidad en gramos de dos alimentos con IG similar (por ejemplo, nabo y croissant), el aumento del nivel de azúcar en sangre será menor con el alimento que tenga un menor contenido de carbohidratos. Si comemos dos alimentos con IG similar (por ejemplo, croissant y cuscús), pero cuyas raciones habituales sean distintas, aquel cuya ración sea menor, producirá un menor aumento del nivel de azúcar en la sangre. Por esta razón, se introdujo el concepto de carga glucémica (CG), que se basa en el concepto de IG para proporcionar una medida de la respuesta glucémica total ante un alimento o comida (CG = IG / 100 x gramos de carbohidratos por ración). Esto hace posible comparar directamente los efectos sobre el nivel de azúcar de dos alimentos tal y como los consumimos en la dieta.

Comparación del IG y CG en función de la ración y cantidad de carbohidratos

Alimento	IG	Ración (g)	Carbohidratos	CG
Nabo	7	60	1	0,7
Croissant	67	60	23	15,4
Cuscús	65	150	77	50

Hacerlo fácil. El IG es una herramienta muy útil para clasificar el impacto de los hidratos de carbono en el organismo. Sin embargo, no tiene sentido preocuparse demasiado por los valores relativos al IG de los alimentos por separado, ya que el efecto general de una comida en el IG es difícil de predecir. Probablemente, la mejor solución para la mayoría de la gente sea incluir una mezcla apropiada de alimentos nutritivos con IG alto y bajo en una dieta sana. Aquellas personas que deseen reducir la CG general de su dieta deberían aumentar simplemente el consumo de alimentos con un IG bajo, como legumbres (alubias, guisantes, lentejas...), frutas, cereales a base de avena y pasta; o sustituir algunos alimentos con un IG elevado por alternativas con un IG menor (por ejemplo, consumir cereales de desayuno a base de avena, cebada y salvado, o tomar pan con cereales en lugar de pan blanco).

Cómo averiguar el IG de una comida

Sin embargo, siempre es posible hacer un cálculo bastante aproximado del IG del almuerzo, la cena o el desayuno. Por ejemplo, si tomas la misma cantidad aproximada de dos alimentos, tendrás que sumar el IG de ambos y dividirlo por dos. Aquí tienes dos ejemplos:

1. Tentempié de 1 yogur y 1 manzana:
   - El IG del yogur es 33.
   - El IG de la manzana es 38.
   - Por tanto, el IG del tentempié será: 33+38 / 2 = 36.

2. Judías en salsa de tomate y patatas asadas:
   - El IG de las judías en salsa de tomate es 48.
   - El IG de las patatas asadas es 85.
   - Por tanto, el IG de esta comida será: 38+85 / 2 = 67.

Un día de dieta **basada en el IG**

- **Desayuno:** avena, tostada de pan integral, una naranja, té, un vaso de leche desnatada.
- **Comida:** pollo, pimientos asados con pasta integral.
- **Cena:** sopa de judías, salmón a la plancha con salsa al pesto, espárragos a la plancha con patatas o arroz basmati. Pastel de arándanos (con avena y harina integral).
- **Tentempiés permitidos:** una manzana, requesón semidesnatado con frutas y verduras crudas, pimiento rojo, hummus.

La dieta del IG o del semáforo

Rick Gallop, ex presidente de la Fundación de Corazón e Infarto de Ontario (Canadá), ha dedicado varios años para diseñar una dieta basada en el índice glucémico. Para ello, se valió de la colaboración de David Jenkins, profesor de nutrición de la Universidad de Toronto e inventor del índice glucémico en 1981. Fruto de este estudio y de la personal batalla contra el sobrepeso de Gallop, nació la dieta del semáforo o del IG.

Esta dieta ha dado buenos resultados para combatir los kilos de más, pero también, y sobre todo, para prevenir y tratar enfermedades como la diabetes.

Realiza la clasificación de los alimentos en base a su índice glucémico y, en un afortunado intento por hacerlo más gráfico, les asigna los colores del semáforo. Verde es vía libre, y comprende a los alimentos con bajo índice glucémico. Ámbar es el consumo moderado para los productos con un IG medio y rojo, evidentemente, es para aquellos alimentos de un índice glucémico alto que promueven los altibajos en los niveles de azúcar en sangre.

- **Color verde: permitidos.** Frutas (naranja, uvas, pera, cereza, fresa, higo), verduras (judías verdes, pimiento, champiñones, lechuga, espinacas, cebolla, ajo), legumbres (lentejas, judías, garbanzos), arroz integral, carne y pescado bajos en grasa (pollo, pavo, conejo, lenguado, merluza).

■ **Color amarillo: ocasionalmente.** Plátano, kiwi, aguacate, zumo de frutas (sin azúcar añadido), huevos, pasta integral al dente, pan integral, aceitunas, ternera, buey, leche semidesnatada, queso fresco, marisco, almendras, avellanas, vino tinto.

■ **Color rojo: prohibidos.** Patatas, pan blanco, bollería, galletas, leche entera, cerdo, cordero, quesos grasos, nata, crema, mantequilla, salchichas ahumadas, bacón, embutidos, arroz blanco, mermelada, maíz, sandía, cacahuetes, bebidas alcohólica.

Qué permite comida a comida. Gallop recomienda hacer hasta seis comidas al día repartidas entre tres comidas principales y tres tentempiés para evitar los antojos y que no pases hambre. Como mantiene estable el nivel de insulina, no experimentas bajones de energía ni hambre excesiva. Eso sí, prohíbe el azúcar y, en cuanto a bebidas, advierte que no debemos desperdiciar la asignación de calorías diarias en bebidas. La mejor elección es el agua, leche desnatada y otras bebidas sin calorías o bajas en calorías. Además, esta dieta tiene la gran ventaja de que no tienes que andar midiendo los gramos ni las calorías, y que es una dieta equilibrada y saludable cuya proporción perfecta es 55 por ciento de carbohidratos, 25 por ciento de proteínas y 20 por ciento de grasas. Veamos comida a comida, qué permite consumir y por qué:

■ **Desayuno:** según esta dieta nunca debes saltarte el desayuno.
   — **Zumos o frutas:** es mejor tomar la fruta entera que en zumo, pues se digiere con mayor rapidez que la fruta, mucho más si es procesado.
   — **Cereales:** la mejor elección es el cereal cocido, sobre todo la avena por sus propiedades cardiovasculares. Entre los

cereales de desayuno se aconseja optar por los que contengan al menos 10 g de fibra por ración. En cuanto al pan, debería ser siempre de trigo integral, o pan de cereales o centeno, ya que aportan mucha fibra que, como hemos dicho, es un elemento importante
— **Lácteos:** la bebida será la leche desnatada, y el derivado por excelencia el yogur. Eso sí, en versión semi o desnatada y sin azúcar (mejor con edulcorantes artificiales). Si optamos por el queso, nada mejor que el requesón bajo en grasa. El queso en un alimento muy rico en grasas saturadas por lo que debe limitarse mucho su consumo.
— **Huevos:** limitar su consumo o elegirlos bajos en colesterol y grasas.
— **Para untar:** no utilices mantequilla y si optas por margarina que sea no hidrogenada. Las mermeladas han de ser sin azúcar añadido.
— **Beicon:** queda totalmente prohibido, en zona roja, pero se puede sustituir por pavo, jamón sin grasa…
— **Café:** lo ideal es el descafeinado, con leche desnatada o semidesnatada y sin azúcar.

Tentempiés: son una parte muy importante de la dieta del IG. pues no se considera buena idea dejar muchas horas el estómago vacío, ya que se llega a la siguiente comida con demasiada hambre. Eso sí, quedan prohibidos los snacks habituales como patatas fritas, galletas, bollería… ya que tienen un índice glucémico elevado y son densos en calorías. Todo ello se nota en que dos horas después de haberlos tomado volveremos a sentir hambre. Entre los tentempiés aconsejados se encuentran la fruta, el yogur desnatado y sin azúcar, el requesón bajo en grasa y las verduras crudas que, al obligar a masticar concienzudamente, distraen el apetito y dan más sensación de saciedad. En cuanto a las típicas barritas nutritivas, sólo están permitidas las que tengan entre 20 y 30 g de hidratos de carbono, entre 12 y 15 g de proteínas y sólo 5 g de grasas. Una infomación que encontrarás en la etiqueta del producto en cuestión.

■ **Comidas y cenas:** en cuanto a los alimentos que deberían formar parte de las comidas y cenas destacamos los siguientes.

— **Verduras/ensalada:** se pueden tomar sin límite, pues debería ser la parte fundamental de las comidas. Eso sí, lleva cuidado con los aliños.

— **La pasta:** se aconseja tomar en cantidades moderadas e integral. La cantidad ideal debería ser como guarnición.

— **Patatas:** permitidas siempre que sean hervidas, ya que en este caso estarán en la categoría de IG más bajo, o al horno, en la zona media. Las demás versiones están en la zona roja.

— **Arroz:** únicamente basmati, integral, salvaje o de grano largo, ya que contienen una fécula, la amilosa, que se descompone más lentamente que la de otros arroces. Consumir siempre en cantidades moderadas (1/4 del plato).

— **Carne:** optar por cortes sin grasa o retirar toda la grasa visible, y elegir el pollo y el pavo sin piel.

— **Pescado:** es una opción excelente, incluso el azul que es más graso, pues es beneficioso para el corazón.

— **Postre:** cualquier fruta es apta (a excepción de plátanos y pasas), productos lácteos bajos en grasa, compota de manzana…

Pros y contras del IG

LOS PROS: BENEFICIOS PARA LA SALUD Y PÉRDIDA DE PESO

— Tardarás mucho tiempo en sentir de nuevo hambre después de una comida con un IG bajo. La mayor parte de los alimentos con IG bajo son ricos en fibras y proteínas, lo que proporciona una sensación de plenitud más duradera. Ralentizan la absorción de los hidratos de carbono y por tanto el ritmo al que se libera la glucosa en la corriente sanguínea.

— Una liberación más lenta de la glucosa en nuestro flujo sanguíneo significa que se produce menos insulina y que, por tanto, el exceso de glucosa no se almacena en las células grasas.

— La glucosa provoca la secreción de insulina que es una hormona estimulante del apetito. Por tanto, si hay menos glucosa, habrá menos insulina y menos ganas de comer.

— Cuando se produce menos insulina, el organismo libera en la corriente sanguínea otra hormona denominada glucógeno, cuya función es extraer la glucosa de las células grasas en que está almacenada para que pueda ser utilizada como combustible.

LOS CONTRAS: POSIBLES FRACASOS A LA HORA DE PERDER PESO

— Las diferencias de metabolismo de unas personas a otras, las distintas maneras de cocinar, el hecho de si se combinan alimentos crudos con otros cocidos o asados y en qué proporción... todo ello son factores que influyen en el IG. Como el dato que poseemos con certeza es el IG de un alimento simple, no siempre resulta fácil averiguar el IG de una comida completa, teniendo en cuenta el gran número de combinaciones posibles.

— Por regla general, en este tipo de dietas no se suele hacer mención al tamaño de las raciones. Ten en cuenta que lo normal es que las porciones que se ofrecen en el mercado sean demasiado grandes. Es muy fácil caer en la tentación del «dos por uno» y comer más de lo que se necesita. Recuerda que el hecho de que un alimento tenga un IG bajo, no significa que te puedas dar un atracón de comida sin límite.

— Ten en cuenta que algunos alimentos muy sanos, como las zanahorias crudas o el puré de patatas, ¡tienen un IG relativamente alto!

La dieta pobre en hidratos de carbono

Según una encuesta realizada en el año 2004, alrededor de 26 millones de americanos y entre 3 y 4 millones de británicos siguen una dieta estricta en lo que se refiere a un bajo consumo de hidratos de carbono. Algunos estudios realizados en Estados Unidos han puesto de manifiesto que cerca de 70 millones de personas limitan su ingestión de hidratos de carbono sin seguir realmente ningún tipo de dieta. Tanto es así, que la industria de la alimentación y las bebidas no han tardado en responder a esta útima tendencia, y a las necesidades de los que siguen dietas bajas en hidratos de carbono, y han colocado en el mercado más de 1.500 productos nuevos. Desde cervezas bajas en carbohidratos, bollos para hamburguesas, patatas fritas y barritas de cereales, hasta zumos con poco contenido de hidratos de carbono. Incluso los restaurantes ya se han percatado de la situación y cada vez son más los que ofrecen en sus cartas platos bajos en hidratos de carbono.

Sin embargo, no todas las dietas bajas en carbohidratos son iguales. Mientras algunas prácticamente los restringen, como la famosa del Dr. Atkins, con los riesgos que hemos comentado en apartados anteriores, otras, como la más reciente dieta *Low Carb* (pobre en carbohidratos) no habla de evitarlos, sino de tomarlos en cantidades moderadas y elegir los mejores, es decir, aquellos que tienen un IG bajo. La dieta *Low Carb*, por tanto, tendría un bajo/moderado contenido en carbohidratos, abundante contenido de proteínas y moderado contenido en grasas, las cuales en su mayoría son consideradas como grasas «buenas». Esta dieta contiene cantidades moderadas de carbohidratos complejos tales como pan integral y gran cantidad de vegetales. Y es que actualmente se sabe que no sólo las grasas engordan, sino que comer cantidades excesivas de carbohidratos con almidón (patatas, harina blanca, pasta...) y con azúcar también engorda.

¿Tendré hambre?

Debido a que al contenido proteico en esta dieta es más alto y a la presencia de hidratos de carbono con un bajo IG es muy difícil que sientas hambre. Los alimentos altos en proteína tales como la carne roja magra, pollo, pavo, pescado, huevos y productos lácteos tienen un alto valor saciante, y los alimentos con un IG bajo estabilizan los niveles de azúcar en sangre que ayudan a que sientas una sensación de saciedad por más tiempo.

Ni pocos ni muchos. En la dieta del Dr. Atkins durante la fase inicial, el consumo de hidratos de carbono se reduce a 20 g al día, y deben proceder de ensaladas y verduras sin fécula. Una vez en la fase de pérdida de peso, está permitido aumentar la cantidad de carbohidratos con alimentos ricos en nutrientes y fibras hasta 20 g al día la primera semana y 30 g diarios la semana siguiente hasta que gradualmente se vaya perdiendo peso. Entonces se reducen 5 g diarios de hidratos de carbono hasta que se llegue a una situación en que el peso se estabilice.

En el extremo opuesto están quienes defienden que el organismo necesita un 60 por ciento de hidratos de carbono, lo que equivaldría a unos 350 g diarios. Ésta sería una cantidad adecuada para deportistas o trabajadores que desarrollan tareas físicas tales como albañiles, agricultores...

Entre estas dos opciones, la dieta *Low Carb* propone consumir 100 g de carbohidratos diarios durante las cuatro primeras semanas. Después, se pueden aumentar lentamente las raciones de los carbohidratos saludables y percibir cuál es la cantidad que se tolera sin engordar. Para ello, y como sucede con la dieta del índice glucémico, propone una guía que informa del IG de cada alimento, así como de la CG (carga glucémica). Además, introduce unos símbolos con sonrisa (o *smileys*) en colores verde, naranja o rojo que indican qué alimentos se pueden comer con frecuencia o tan sólo de vez en cuando.

Hidratos de carbono
buenos

Ya hemos hablado de la importancia de los hidratos de carbono en tu alimentación diaria y de su influencia sobre el nivel de glucosa de la sangre. Pero no nos cansaremos de insistir en que debes potenciar en tu dieta los hidratos de carbono «buenos». Es decir, los cereales, la fruta, la verdura y las legumbres.

Si todavía no tienen el protagonismo que merecen en tus comidas, déjanos hablarte de ellas y de la inmensa riqueza que contienen en su interior.

Cereales: tus calorías buenas

Los expertos aconsejan tomar seis o más raciones de cereales al día pues son alimentos ricos en hidratos de carbono complejos, de función energética: liberan lentamente la energía, lo que ayuda a mantener estables los niveles de azúcar en la sangre y evitar, de esta manera, que nos venza el agotamiento. En total, deberían representar entre el 50-60 por ciento de la energía diaria total. Eso sí, como veremos más adelante, es mejor optar por los cereales integrales, pues además de tener una mayor riqueza en fibra, presentan más virtudes saludables al no haber sido sometidos al proceso de refinado que suele comportar una pérdida considerable de vitaminas y minerales. Los cereales que no deben faltar en tu dieta son:

- **Arroz.** Es uno de los cereales más consumidos en el mundo. Es nutritivo y energéticos y bien tolerado por todo tipo de estómagos. El grano está recubierto por una cáscara en la que se encuentran la mayor parte de nutrientes (proteínas, vitaminas y minerales). Por tanto, este en un ejemplo claro de por qué el arroz integral conserva toda su fibra y poder nutritivo, a diferencia del blanco, que ha sido descascarillado. Este hecho contribuye a que regule la función intestinal y además es rico en proteínas y aliado del sistema nervioso.

- **Avena.** Aunque su consumo no está tan extendido como el del trigo, arroz o maíz, lo cierto es que la avena es el cereal más rico en nutrientes. Destaca sobre todo por su acción equilibrante del sistema nervioso, gracias a su riqueza de vitaminas del grupo B, y por su elevado aporte de fibra. Ésta le confiere un suave efecto laxante, además de contribuir a rebajar el nivel de colesterol, gracias a que absorbe y arrastra los ácidos biliares del intestino. Además, por su riqueza en mucílagos, que lubrican y suavizan el interior del conducto digestivo, se aconseja en personas con gastritis o colitis. La avena también es rica en grasas, pero estas son cardiosaludables. Asimismo, es rica en proteínas. Se puede tomar en forma de copos, en grano o mezclada con leche.

- **Cebada.** Aunque aquí solamente la conocemos por formar parte de algunos tipos de pan, lo cierto es que se trata de un cereal muy rico en fibra soluble, que ayuda a regular el colesterol. También facilita la digestión y es bien tolerada por los diabéticos. Se puede encontrar la cebada mondada, que se cocina durante media hora, perlada o en forma de harina de cebada.

- **Centeno.** Este cereal es más común en los países nórdicos, donde se sabe que su consumo frecuente es en parte responsable de la menor incidencia de dolencias cardiovasculares. Este efecto se debe a su contenido en un flavonoide que fluidifica la sangre y flexibiliza venas y arterias. Además, es rico en fibra, por lo que tomado en forma de pan es un buen aliado anti-estreñimiento y ayuda a prevenir el cáncer de colon.

- **Maíz.** Es un cereal como el resto pero se diferencia por su aporte de betacaroteno o provitamina A. Además, es rico en fibra, proteínas, hidratos de carbono, hierro, potasio, magnesio y vitaminas del grupo B. Es fácil de digerir, no contiene gluten y sí fibra soluble e insoluble, que ayuda a reducir el colesterol y combatir problemas intestinales.

- **Trigo: pan y pasta.** El trigo es el cereal rey de la dieta mediterránea. Junto a la uva y el aceite de oliva forma el trío de ases de la que algunos ya denominan la dieta más saludable del mundo. El trigo se utiliza principalmente en la elaboración del pan y la pasta.
  — **Pan.** Su componente mayoritario son los hidratos de carbono, sobre todo en forma de almidón, que se digiere y metaboliza lentamente, proporcionando al organismo energía continua y pausada, sin aumentos bruscos en el nivel de glucosa en la sangre. El pan casi no posee grasas ni colesterol y es rico en vitaminas del grupo B, sobre todo el integral, ya que la mayoría se hallan en el salvado y el germen, que se pierden durante el proceso de refinado del pan blanco. Lo mismo sucede con minerales como el fósforo, magnesio, hierro y cinc, así como con la fibra. De ahí que sea más saludable consumir la versión integral, lo que no significa que adelgace.

Pan con menos calorías

Muchos hogares españoles han abandonado el consumo de pan pensando que este alimento engorda. Esto no es cierto, pues es poco calórico (100 g de pan blanco aportan 238 cal, y la misma cantidad de pan integral, 208 cal) y además pobre en grasas. Pero por si acaso todavía quedan algunos escépticos, ahora ya no tienen excusa pues dos investigadoras del Instituto de Agroquímica y Tecnología de Alimentos del CSIC de Valencia acaban de dar con la fórmula de un pan bajo en calorías, concretamente el 45 por ciento menos de aporte calórico, y con un aporte extra de fibra soluble e insoluble. Los resultados de este hallazgo se podrían aplicar también a la fabricación de otros productos a base de cereales, como galletas y bollería en general, lo que todavía hace más importante este descubrimiento.

— **Pasta.** Es uno de los ingredientes básicos de la dieta mediterránea. Es rica en hidratos de carbono complejos y pobre en grasas, de ahí que sea un alimento ideal para la salud cardiovascular. También tiene un considerable aporte de proteínas, aunque de escaso valor biológico. Por eso es aconsejable condimentarla con queso, carne, pescado o huevo para completarlas. Como el pan, resulta preferible consumirla integral, ya que aporta su mayor riqueza en fibra.

¿Se puede adelgazar comiendo pasta?

La pasta siempre ha sufrido la injusta fama de engordar, pero hoy se sabe que los hidratos de carbono complejos que contiene son un aliado en las dietas bajas en calorías pues proporcionan energía de larga duración, lo que evita que se coma de más o se pique entre horas. La pasta es un alimento muy completo y tiene poder saciante. En efecto, la fibra de la pasta, sobre todo si ésta es integral, produce gran sensación de saciedad (lo que ayuda a controlar el hambre entre las comidas) y participa activamente de la regulación del tránsito intestinal. Además, es fácil de digerir y 100 g de pasta hervida sólo aportan 120 cal, y menos de un gramo de grasa. Sin embargo, de cómo y cuánta se tome dependerá que se convierta o no en enemigo de la línea. Por eso, resulta tan importante moderar las cantidades y no condimentarla en exceso. De hecho, la fama de engordar que tiene la pasta se debe más a a las salsas y condimentos que la acompañan que a la pasta en sí.

■ **Mejor hervida:** para que un plato de pasta sea realmente ligero lo mejor es hervirla en abundante agua con un poquito de sal, evitando saltearla después junto con otros alimentos.

■ **Salsas caseras:** lo ideal para que el plato de pasta no engorde sería aliñarla con un chorrito de aceite de oliva y unas cuantas hierbas aromáticas o especias. Pero si queremos animarla un poco más, podemos añadirle alguna salsa casera. Lo mejor es que sea a base de verduras o con un poco de carne magra (pollo, por ejemplo). También pueden agregarse unas tiras de pavo, o un poco de atún al natural. Lo que sí debe evitarse son las salsas como el pesto (que incluyen queso, frutos secos...) o las que incluyan nata líquida o crema de leche (como la carbonara).

■ **Plato único:** una buena fórmula para disfrutar de la pasta sin remordimientos es convertirla en un saludable y completo plato único. Para ello, bastará con combinarla con vegetales, una ración de proteína baja en grasa (queso fresco, pollo, pavo, pescado azul) o un huevo pasado por agua o duro.

Características nutricionales de los cereales. A continuación te proporcionamos una tabla con las principales características nutricionales de los cereales. Como verás, podemos consumirlos de formas muy diferentes: en harina para elaborar pasta o pan, enteros, en forma de copos para el desayuno… Descubre qué te aporta cada uno.

Cereales

Alimento	Peso (g)	Energía (kcal)	Carbohi-dratos (g)	Azúcar (g)	Fibra (g)
Arroz de cocción rápida	100	138	30,9	-	0,1
Arroz integral cocido	100	141	32,1	1	0,8
Arroz integral crudo	100	357	81,3	1	1,9
Arroz refinado cocido	100	123	29,6	-	0,2
Bizcocho	100	467	52,4	30	0,9
Espaguetis cocidos	100	104	22,2	1	1,2
Espaguetis integrales, cocidos	100	113	23,2	1	3,5
Fideos al huevo cocidos	100	62	13	-	0,6
Fideos cocidos	100	62	13	-	0,7
Macarrones integrales cocidos	100	86	18,5	-	2,8
Macarrones refinados cocidos	100	86	18,5	-	0,9
Pan blanco	100	263	56,1	3	2,4
Pan blanco con fibra	100	235	49,3	3	8,3
Pan con harina a medio moler	100	237	47,4	3	3,3
Pan de centeno	100	219	45,8	2	4,4
Pan de pita refinado	100	255	55,1	3	2,4
Pan integral	100	207	42,1	3	3,5
Pastel de fruta	100	343	59,9	49	1,5
Pastel de fruta con harina integral	100	366	52,4	29	2,4
Tarta	100	337	43,4	32	0,4
Tortitas de harina de maíz	100	262	59,7	1	2,4

Cereales para el desayuno

Alimento	Peso (g)	Energía (kcal)	Carbohi-dratos (g)	Azúcar (g)	Fibra (g)
Avena	100	375	66	1	71
Avena con leche y agua	100	83	11,3	2	0,8
Cereales «Special K»	100	376	81,6	18	2
Copos con fruta	100	353	72,5	23	7
Copos de maíz	100	405	91,6	38	0,8
Copos de salvado	100	330	71,2	23	13
Copos de salvado de avena	100	325	67,7	17	17,9

Alimento	Peso (g)	Energía (kcal)	Carbohi- dratos (g)	Azúcar (g)	Fibra (g)
Copos de salvado de avena con pasas	100	346	69,7	22	10
Crispis de arroz	100	382	92,9	10	0,7
Muesli sin azúcar añadido	100	366	67,1	16	7,6
Salvado	100	270	48,5	20	24,5
Salvado de pasas	100	316	69,8	34	10
Trigo inflado	100	321	67,3	-	5,6
Trigo molido	100	332	71,1	1	9,8

Harinas

Alimento	Peso (g)	Energía (kcal)	Carbohi- dratos (g)	Azúcar (g)	Fibra (g)
Chapati de harina integral	100	333	73,7	3	10,3
Chapati de harina refinada	100	335	77,6	2	4,1
Harina blanca de trigo	100	341	77,7	2	3,1
Harina de patatas	100	328	75,6	3	5,7
Harina de soja, sin grasa	100	352	28,2	13	13,5
Harina integral de centeno	100	335	75,9	-	11,7
Harina integral de trigo	100	310	63,9	2	9

Fruta y verdura: tus mejores aliadas

La afirmación de que la fruta y la verdura son fundamentales en la alimentación no defiende una moda, sino que está avalada por su uso a lo largo de los siglos. No en vano, en la antigüedad calificaban a la fruta como «la comida de los dioses» y le otorgaban propiedades mágicas o divinas. De hecho, son numerosas las referencias del gran papel que jugaba en el ámbito religioso como tributo a los dioses, decoración de templos o atributos divinos.

Aunque en la antigüedad no tenían conocimientos de bioquímica, sí que sabían distinguir lo que les sentaba bien de lo que no toleraban, además de estar libres de tentación frente a los múltiples alimentos refinados envasados de vivos y atractivos colores que actualmente nos acechan desde los estantes de los comercios. Por eso, la legumbre, la fruta y la verdura formaban, junto con algo de proteína, la base de su alimentación.

Los alimentos vegetales proporcionan vitaminas y minerales al organismo, y ayudan a mantener el equilibrio ácido-base del cuerpo, neutralizando el exceso de acidez. Además, purifican el organismo debido a las propiedades desintoxicantes de las sales de potasio y magnesio, que favorecen la eliminación de líquidos y de residuos nitrogenados y cloruros.

Tampoco hay que olvidar que son agua en un 80-90 por ciento, por lo que hidratan nuestro organismo. Y, por último, nos aportan energía en forma de carbohidratos simples (fructosa, sacarosa y glucosa) muy asimilable por nuestro organismo, y fibra, que favorece el tránsito intestinal y la asimilación de los nutrientes.

Uno de los últimos descubrimientos nutricionales sobre los alimentos vegetales es el de los fitoquímicos. Estas sustancias, como los flavonoides, el licopeno o los carotenoides por citar algunas, actúan como antioxidantes en nuestro organismo, ralentizan el proceso de envejecimiento y protegen del cáncer, por lo que son una fuente de salud. No puedes desaprovechar la oportunidad que te brinda la naturaleza, así que come fruta, legumbre y verdura para sentirte bien.

A continuación te vamos a dar unos breves apuntes de esos beneficios específicos llamados fitoquímicos de algunas de ellas, para que las conozcas un poco mejor. Recuerda que es mejor consumir fruta o verdura que haya madurado en la planta, ya que su contenido en fitoquímicos y nutrientes será mucho mayor.

Las frutas

- **Ciruela.** Tiene propiedades anticancerígenas gracias a su contenido en ácido ferúlico. Su consumo ayuda a prevenir el cáncer de colon, tal y como han demostrado algunos estudios científicos. Además, las ciruelas secas también contienen boro, que resulta muy beneficioso para el buen estado de la masa ósea y para prevenir la osteoporosis.

Fresa. Esta fruta también tiene propiedades anticancerígenas que le confieren un fitoquímico llamado ácido elágico. Este potente antioxidante ha demostrado en estudios de laboratorio que ayuda a prevenir la formación de tumores malignos en varios órganos, como el pecho, el pulmón, el esófago, la cérvix, la próstata y la lengua. Es por lo tanto, una fruta muy recomendada en personas con antecedentes familiares de cáncer. Además, poseen antocianinas, que les confieren su color rojo, que inhiben la síntesis del colesterol, por lo que también resultan eficaces para tratar y prevenir trastornos cardiovasculares.

Kiwi. El típico verde de los kiwis no es otra cosa que clorofila, que también es un reconocido y eficaz fitoquímico con propiedades antioxidantes y anticancerígenas. Además, también contiene ácido elágico y antocianinas, como la ciruela y la fresa, y luteína, que es un carotenoide que ayuda a mantener la vista sana.

Manzana. Es rica en quercetina, un fitoquímico que ha demostrado gran eficacia en la lucha contra el cáncer de pulmón, además de poseer propiedades antiinflamatorias. Esto la convierte en una buena «herramienta verde» para tratar la dolorosa artritis. Entre sus beneficios están el ser laxante si se consumen crudas, o aliviar la diarrea si se toman cocidas.

Plátano. Es una de las frutas más ricas en hidratos de carbono con un índice glucémico alto, por lo que no conviene abusar de ella. Sin embargo, si te comes uno al día te proporciona vitamina B_6, que promueve el buen funcionamiento de un neurotransmisor llamado serotonina, esencial para tu cerebro.

Entre sus funciones están aliviar el dolor, disminuir el apetito y el estrés, y facilitar la relajación. Su alto contenido en potasio ha demostrado que ayuda a prevenir los calambres, por lo que está muy recomendado en la práctica deportiva.

Naranja. Maravillosa fuente de vitamina C, como el kiwi, también contiene hesperidina, un fitoquímico con un gran poder antioxidante que te protege del efecto perjudicial de los radicales libres. Como la manzana y la ciruela, también es una buena fuente de pectina, que ayuda a reducir el nivel de colesterol en sangre. Además, los carotenoides le confieren su característico color naranja y sus propiedades anticancerígenas.

Piña. Esta fruta ayuda a tener buenas digestiones gracias a su contenido en bromelaína, una enzima que facilita el desdoblamiento de las proteínas. Además, es eficaz para aliviar la inflamación de las articulaciones, diluir la sangre, calmar la sinusitis y promover una rápida recuperación de las infecciones urinarias.

Sandía y melón. Su principal fitoquímico, al igual que el de los tomates, es el licopeno, que le confiere su característico color rojo o anaranjado y tiene propiedades anticancerígenas. Además, también te aporta carotenoides, que son unos potentes antioxidantes y ayudan a producir vitamina A, esencial para el sistema inmunológico y el buen estado de la piel, el pelo y las uñas.

Uva. Los fitoquímicos de la uva se encuentran, sobre todo, en su piel, y se llaman resveratrol. Son muy efectivas para tratar y prevenir trastornos cardiovasculares, además de tener propiedades anticancerígenas, antioxidantes y antibacterianas. La uva negra también contiene antocianina, por lo que es muy apropiada en las enfermedades del corazón.

Características nutricionales de las frutas. A continuación te proporcionamos una tabla con las principales características nutricionales de las frutas, zumos y frutos secos. Así tendrás toda la información a la hora de preparar tus desayunos o decidirte por un tentempié a media tarde, o un postre después de la comida o la cena.

Frutas para el desayuno

Alimento	Peso (g)	Energía (kcal)	Carbohi- dratos (g)	Azúcar (g)	Fibra (g)
Aguacates	100	190	1,9	1	3,4
Albaricoques	100	31	7,2	7	1,7
Albaricoques deshidratados (orejones)	100	188	43,4	43	7,7
Arándanos rojos	100	15	3,4	3	3
Cerezas crudas	100	48	11,5	12	0,9
Ciruelas amarillas	100	25	5,9	6	1
Ciruelas rojas	100	39	9,6	10	1,8
Clementinas	100	37	8,7	9	1,2
Macedonia de frutas en su jugo, en conserva	100	29	7,2	7	1
Dátiles crudos	100	124	31,3	31	1,8
Dátiles secos	100	270	68	68	4
Ensalada de fruta	100	60	14,8	14	1,3
Frambuesas	100	25	4,6	5	2,5
Fresas	100	27	6	6	1,1
Granadas	100	51	11,8	12	3,4
Higos crudos	100	43	9,5	10	1,5
Higos secos	100	227	52,9	53	7,5
Kiwi	100	49	10,6	10	1,9
Macedonia de frutas deshidratadas	100	268	68,1	68	2,2
Manzanas asadas sin azúcar	100	45	11,2	11	2
Manzanas golden crudas	100	43	10,8	11	1,7
Manzanas rojas, crudas	100	51	13	13	1,9
Maracuyá	100	36	5,8	6	3,3
Melocotones crudos	100	33	7,6	8	1,5

➤

Alimento	Peso (g)	Energía (kcal)	Carbohi- dratos (g)	Azúcar (g)	Fibra (g)
Melocotones en conserva (en su jugo)	100	39	9,7	10	0,8
Melón	100	24	5,5	6	0,7
Melón galia	100	24	5,6	6	0,4
Moras crudas	100	25	5,1	5	3,1
Naranjas	100	37	8,5	9	1,7
Mandarinas	100	36	8,5	9	1,3
Nectarinas	100	40	9	9	1,2
Pasas de Corinto	100	272	69,3	69	2
Peras	100	33	8,5	9	2
Piña	100	41	10,1	10	1,2
Piña enlatada en su jugo	100	47	12,2	12	0,5
Plátanos	100	95	23,2	21	1,1
Pomelo	100	30	6,8	7	1,3
Sandía	100	31	7,1	7	0,1
Uvas	100	60	15,4	15	0,7

Zumos

Alimento	Peso (g)	Energía (kcal)	Carbohi- dratos (g)	Azúcar (g)	Fibra (g)
Zumo de granada	100	44	11,6	12	-
Zumo de lima	100	9	1,6	2	0,1
Zumo de limón	100	7	1,6	2	0,1
Zumo de mandarina	100	32	7,7	8	0,3
Zumo de mango	100	39	9,8	10	-
Zumo de maracuyá	100	47	10,7	11	-
Zumo de naranja natural	100	33	8,1	8	0,1
Zumo de piña sin azúcar	100	41	10,5	11	-
Zumo de pomelo sin azúcar	100	33	8,3	8	-
Zumo de uva sin azúcar	100	46	11,7	12	-

Frutos secos y semillas

Alimento	Peso (g)	Energía (kcal)	Carbohi-dratos (g)	Azúcar (g)	Fibra (g)
Cacahuetes tostados	100	589	10,3	4	6,4
Frutos secos	100	607	7,9	4	6
Frutos secos con pasas	100	481	31,5	29	4,5
Nueces	100	688	3,3	3	3,5
Pacanas	100	689	5,8	4	4,7
Piñones	100	688	4	4	1,9
Pistachos tostados	100	601	8,2	6	6,1
Semillas de calabaza	100	569	15,2	1	5,3
Semillas de girasol	100	581	18,6	2	6
Semillas de sésamo	100	598	0,9	-	7,9

Las verduras

▪ **Ajo.** El ajo es antibacteriano debido a su alto contenido en fitoquímicos como la alicina y el ajoene. Además, también te aporta una moderada cantidad de potasio.

Entre los beneficios nutricionales están sus propiedades para prevenir problemas cardíacos, disminuir el nivel de colesterol y bajar la presión sanguínea. Por otro lado, también ayuda a prevenir la formación de coágulos sanguíneos.

Como decíamos, el ajo contiene alicina, un fitoquímico muy importante para mantener la salud. También se encuentra en todos los vegetales de la familia de la cebolla, como los cebollinos, los chalotes y cualquier variedad de cebollas.

En la actualidad, diversos estudios han demostrado los efectos terapéuticos cardiovasculares que te comentábamos y su capacidad para aumentar la eficiencia de nuestro sistema inmunitario.

▪ **Berenjena.** Esta verdura contiene antocianinas, sobre todo nasuina, un fitoquímico que es un poderoso antioxidante. Se encuentra en la piel y diversos estudios han demostrado que impide la formación de radicales libres.

Está demostrado que estos radicales libres, tan presentes en nuestra vida diaria, ocasionan daños en las membranas celulares, con lo que aceleran el proceso de envejecimiento. Además, promueven la oxidación del colesterol malo, con el consiguiente aumento del riesgo de trastornos cardiovasculares y arteriosclerosis.

Las antocianinas, colorantes naturales que también ejercen una importante acción antioxidante, son las que le dan la tonalidad morada a la piel de la berenjena.

Esta verdura también tiene propiedades aperitivas y tonificantes, y ayuda al buen funcionamiento del hígado y la vesícula biliar, con lo que contribuye a la buena metabolización de las grasas.

Brécol. Esta «flor» verde te aporta fibra, betacarotenos, vitamina C y fitoquímicos. Como sabes, todos ellos tienen una función antioxidante, por lo que te ayudan a protegerte de algunos tipos de cáncer, como el de intestino, estómago, pulmón y riñones, y especialmente el de mama.

Además de sus propiedades anticancerígenas, te ayuda a prevenir la anemia, la gastritis, el hipertiroidismo y la degeneración macular de la retina.

El sulforafanio es su principal fitoquímico, y es el componente específico que bloquea la proliferación de las células cancerígenas porque estimula la producción de enzimas que desintoxican el organismo.

Calabaza. Contiene un fitoquímico denominado indol que tiene propiedades anticancerígenas dado que estimula la producción de enzimas y ayudan a tu organismo a limpiarse de toxinas.

Además, el elevado contenido en carotenos hace de la calabaza una de las verduras con mayores propiedades antioxidantes. Con ello te ayudan a combatir los radicales libres y prevenir el envejecimiento prematuro de los tejidos. En términos más concretos, podríamos decir que previene el desarrollo del cáncer de próstata, enfermedades oculares y sordera degenerativa, entre otras.

La calabaza también posee otros antioxidantes como la vitamina C, las cumarinas o el licopeno. Este último ayuda a prevenir el cáncer de pulmón, próstata, estómago y cuello del útero, además de proteger a los hombres de las inflamaciones de próstata y de tener la capacidad de bajar los niveles de colesterol en sangre.

Por último, la calabaza también es rica en ácido fólico, que incide sobre el sistema nervioso y el buen funcionamiento del corazón.

Cebolla. Esta verdura, muy presente en la dieta mediterránea, es muy rica en quercetina, un flavonoide conocido por su gran poder antioxidante que disminuye los niveles de colesterol y ayuda a prevenir los trastornos de corazón.

Además, también contiene muchos alicosulfidos, elementos que promueven la producción de enzimas que ayudan al cuerpo a eliminar toxinas y hacer frente a los agentes provocadores del cáncer.

Col y coliflor. El sulforafano, del que ya hemos hablado en el brécol, también está en la col y la coliflor. Este fitoquímico aumenta la síntesis de las enzimas que contribuyen a desintoxicar el organismo y, con ello, a neutralizar los elementos carcinógenos.

Pero no se queda ahí su gran poder «terapéutico». También contienen isotiocianatos, glucosinolatos, indoles, fenoles y ditioetiones, poderosos antioxidantes todos ellos, que ayudan al organismo a prevenir algunas enfermedades degenerativas y a estimular el sistema inmunológico. Muchos de estos compuestos contienen azufre, motivo por el cual desprenden un desagradable olor durante su cocción.

▥ **Espárrago.** Parece la fuente de la eterna juventud, debido a sus propiedades «rejuvenecedoras». El responsable es el alto contenido en ácido fólico, el más elevado de todo el mundo vegetal. Gracias a él, se crean células nuevas y, junto con el hierro, glóbulos rojos.

También contiene betacarotenos, o provitamina A, que ayuda a mantener en buen estado la piel, los ojos, el estómago y las arterias. Además, sus propiedades antioxidantes contribuyen a eliminar toxinas y, así, prevenirnos de padecer determinados tipos de cáncer.

El espárrago es prebiótico, es decir, que favorece el crecimiento de las bacterias consideradas beneficiosas para el intestino gracias a su elevado contenido en fructo-oligosacáridos.

Por último, decir que uno de sus fitoquímicos es el saponino, que te ayuda a mantener un correcto nivel de colesterol y tiene propiedades anticancerígenas.

▥ **Espinacas.** El fitoquímico presente en las espinacas es la luteína, que estudios científicos avalan como un componente útil para protegerse del cáncer de colon.

También se han demostrado sus beneficios en el sistema cardiovascular por su riqueza en ácidos no saturados (oleico, linoleico y alfalinoleico) que ayudan a eliminar el colesterol y fluidificar las arterias (por lo que protege de la arteriosclerosis) a disminuir la hipertensión y a prevenir los ataques al corazón. Además contiene ácido alfa-lipoico.

Destaca también por ser el vegetal con mayor contenido en betacatorenos, antioxidantes que permiten a tu organismo tener menos probabilidades de padecer tumores cancerosos, especialmente en el pulmón, boca y estómago.

Por otro lado, esta verdura es rica en folato, muy recomendado para las mujeres gestantes porque parece ser que reduce el riesgo del feto de padecer malformaciones en la columna y la médula espinal.

■ **Lechuga.** En todas las especies de lechugas se encuentran cantidades importantes de beneficiosos fitoquímicos. La lechuga de hoja larga es una buena fuente de zeaxantina y luteína, mientras que la escarola es rica en flavonoides, como la anthocacina, en quercetina y en luteína. Todos ellos son probados componentes anticancerígenos y conviene tenerla a diario en tu plato.

Una particularidad de la lechuga es que posee unos oligoelementos poco presentes en otros vegetales, como el selenio, que también te ayudan a protegerte del desarrollo de tumores malignos como el cáncer de colon, próstata o pulmones. Además, como son antioxidantes, también te ayudarán a combatir el envejecimiento precoz e, incluso, la caspa.

■ **Pimiento.** El componente esencial de todos los tipos de pimiento es la vitamina C, de la que constituyen una fuente excelente, incluso más que los cítricos. Esta particularidad le asegura un lugar en el plato de cualquier dieta desintoxicante o en estados convalecientes.

Si escoges el pimiento rojo y bien maduro, también es una importante fuente de otro antioxidante, el licopeno, que comparte con los tomates. Combinado con su riqueza en vitamina C, te ayuda a desintoxicar el cuerpo y reducir tus niveles de radicales libres.

En el caso de los pimientos rojos y de tonalidades amarillas, también te aportan betacaroteno y betacriptoxantinas. Este último fitoquímico protege contra la angina de pecho.

Todas las variedades contienen capsaicina, un alcaloide cristalino de amplias propiedades antiinflamatorias y digestivas. El pimentón y los pimientos picantes también poseen propiedades analgésicas por su contenido en salicilatos y capsaicina, y dan buenos resultados en el tratamiento del dolor de enfermedades reumáticas, neuralgias o dolores postoperatorios.

Remolacha. El fitoquímico presente en la remolacha se llama betaina y también contiene muchos folatos. Por lo tanto, esta verdura es muy recomendable para mantener un corazón sano, dado que reduce la posibilidad de un ataque cardiaco. Otro de los efectos saludables de la betaina es que estimula la actividad del hígado y la vesícula.

También contiene mucho betacaroteno y biokanina-A, cuyos efectos desintoxicantes ayudan a prevenir los tumores, especialmente el cáncer de pulmón.

De entre los muchos vegetales que ofrece la naturaleza, la remolacha está considerada como uno de los más ricos en antioxidantes. Ayuda a mantener la agudeza y concentración mental, y previene el desarrollo de arteriosclerosis, derrames cerebrales y otros ataques cardiovasculares.

Tomate. El principal fitoquímico del rojo tomate es el licopeno, que también está presente en algunos pimientos. Este poderoso antioxidante es muy efectivo en la prevención de trastornos cardiovasculares, y de cáncer de próstata, vejiga, pulmón, mama, estómago y cuello del útero.

Aunque está presente en la verdura fresca, el contenido es mucho más alto cuando se cocina, porque la temperatura a la que se somete durante la cocción ayuda a liberar este elemento y facilitar la absorción por el organismo.

Otro componente con propiedades antioxidantes demostradas que está presente en la piel del tomate es el glutation. Combate los radicales libres y ayuda a eliminar toxinas del cuerpo, sobre todo de metales pesados que se hayan podido ingerir.

Zanahoria. Este tubérculo naranja contiene muchos carotenos, y de entre ellos destaca el betacaroteno, un fitoquímico con poderosas propiedades antioxidantes, que nuestro cuerpo transforma en vitamina A (por eso en ocasiones recibe el nombre de provitamina A) en el hígado. Este factor la convierte en una gran ayuda para mantener sanos nuestros ojos, nuestra piel, y nuestro sistema circulatorio y digestivo. Además, su acción antioxidante contribuye a impedir que los tumores cancerosos, sobre todo los de pulmón, pasen de los primeros estadios.

Características nutricionales de las verduras. A continuación te proporcionamos una tabla con las principales características nutricionales de las verduras y legumbres para que puedas tener toda la información a la hora de escoger cuáles incluir en tu dieta.

Alimento	Peso (g)	Energía (kcal)	Carbohidratos (g)	Azúcar (g)	Fibra (g)
Ajo crudo	100	98	16,3	2	4,1
Alcachofas cocidas en agua sin sal	100	41	10,6	2	3,5
Algas crudas	100	136	-	-	44,4
Apio crudo	100	7	0,9	1	1,1
Batata asada	100	153	37,5	1	1,7
Berenjenas crudas	100	15	2,2	2	2
Berenjenas fritas en aceite de maíz	100	302	2,8	3	2,3
Berros crudos	100	22	0,4	-	1,5
Brécol púrpura cocido en agua sin sal	100	19	1,3	1	2,3
Brécol púrpura crudo	100	35	2,6	2	3,5
Brécol verde cocido en agua sin sal	100	24	1,1	1	2,3
Brécol verde crudo	100	33	1,8	2	2,6
Brotes de alfalfa crudos	100	24	0,4	-	1,7
Calabacín crudo	100	18	1,8	2	0,9
Calabacín frito	100	63	2,6	3	1,2
Calabaza al horno	100	32	7,4	4	1,4
Calabaza cocida en agua sin sal	100	9	1,6	1	0,6
Calabaza cruda	100	13	2,2	2	1
Cebollas crudas	100	36	7,9	6	1,4
Champiñones crudos	100	13	0,4	-	1,1
Chirivías crudas	100	64	12,5	6	4,6
Col blanca cruda	100	27	5	5	2,1
Col rizada cocida	100	15	2,3	2	2,7
Col rizada cruda	100	33	1,4	1	3,1

Alimento	Peso (g)	Energía (kcal)	Carbohi-dratos (g)	Azúcar (g)	Fibra (g)
Col roja cruda	100	21	3,7	3	2,5
Coles de Bruselas cocidas en agua sin sal	100	35	3,5	3	3,1
Coliflor cocida en agua sin sal	100	20	2	2	1,2
Endibias	100	13	1	1	2
Escarola	100	11	2,8	1	0,9
Espárragos cocidos	100	13	0,7	1	0,7
Espárragos crudos	100	25	2	2	1,7
Espinacas crudas	100	25	1,6	2	2,1
Guisantes crudos	100	83	11,3	2	4,7
Guisantes, deshidratados y crudos	100	311	54,1	3	8,2
Hinojo crudo	100	12	1,8	2	2,4
Judías verdes cocidas en agua sin sal	100	22	2,9	2	2,4
Lechuga	100	12	1,2	1	1,2
Maíz cocido en agua sin sal	100	24	2,7	2	2
Maíz crudo	100	93	17	2	1,5
Maíz en la mazorca, cocido en agua sin sal	100	66	11,6	1	1,3
Maíz en lata	100	122	26,6	10	1,4
Menestra de verduras congelada (promedio)	100	38	6,1	3	1,7
Patatas asadas	100	115	27,9	15	3,3
Patatas cocidas en agua sin sal	100	75	17,8	1	1,1
Pepino	100	10	1,5	1	0,6
Pimientos rojos	100	32	6,4	6	1,6
Pimientos verdes	100	15	2,6	2	1,6
Puerros crudos	100	22	2,9	2	2,2
Rábanos rojos	100	12	1,9	2	0,9
Remolacha cocida en agua sin sal	100	46	9,5	9	1,9
Remolacha cruda	100	36	7,6	7	1,9
Tomates cherry crudos	100	18	3	3	1
Tomates crudos	100	17	3,1	3	1
Tomates en lata	100	16	3	3	0,7
Zanahorias cocidas en agua sin sal	100	24	4,9	5	2,5
Zanahorias crudas	100	30	6	6	2,4
Zumo de zanahoria	100	24	5,7	6	-

Legumbres

Alubias. Las judías blancas o alubias son ideales para personas con trabajos físicos o en época de crecimiento debido a su gran poder energético y riqueza en proteínas. Éstas no son completas, pero si las consumimos con arroz, nos aportarán la mayoría de aminoácidos esenciales. Su cantidad de fibra soluble es uno de los mejores remedios para el colesterol y las enfermedades cardiovasculares. Y además, contribuye a mejorar el estreñimiento, lo que previene el cáncer de colon.

Garbanzos. Son un alimento muy completo, capaz de aumentar el valor nutritivo de la alimentación diaria. Contienen un 20 por ciento de proteínas, mucho más de lo que aporta cualquier cereal. Y, aunque carecen de algún aminoácido, si se combinan con cereales o frutos secos sus proteínas son equiparables a las de la carne o el pescado o los huevos. Por eso se recomienda cocinar las legumbres con arroz, fideos, etc. También tiene buenas dosis de fibra, que ayuda a regular el tránsito intestinal, controlar los niveles de glucosa y de colesterol. Otra de las ventajas de este alimento es que aporta buenas dosis de calcio, y un contenido considerable de hierro. Son bajos en grasas, por lo que pueden formar parte de una dieta adelgazante siempre que se preste atención a la forma de cocinarlos.

Lentejas. Son muy ricas en nutrientes y, como los garbanzos, se permiten en dietas adelgazantes pues 100 g de lentejas hervidas aportan unas 120-130 kcal. Por tanto, no es un alimento tan energético, siempre que se condimente de forma suave y se procure no sobrepasar los 40-50 g en crudo por persona. Además, es una de las legumbres que menos grasa posee y en su mayoría son de tipo poliinsaturado, por lo que tiene efectos muy beneficiosos sobre nuestro sistema cardiovascular (siempre que no se cocinen con embutidos, manteca de cerdo...). Otra de sus propiedades es su riqueza en proteínas, aunque no tienen el mismo valor biológico que la carne, por ejemplo. También aporta buenas cantidades de fibra, que regula el tránsito intestinal, disminuye la absorción de glucosa y colesterol del intestino. Aporta potasio y poco sodio lo que la hace muy apropiada para personas con hipertensión o que siguen dietas bajas en sodio. Posee hierro pero se asimila mejor si se acompañan de alimentos ricos en vitamina C (tomate, pimiento, perejil...).

■ **Soja.** Este alimento resulta especialmente rico en proteínas vegetales. La soja es rica en fibra y carece totalmente de grasas saturadas, pues su grasa está formada sobre todo por ácidos grasos insaturados (cardiosaludables), como el ácido linoleico, ácido linolénico y ácido oleico. Es baja en calorías y sus semillas poseen todos los aminácidos esenciales. Otra de sus propiedades es su aporte de lecitina, vital para las membranas celulares, el cerebro y el sistema nervioso. Debido a las isoflavonas que aporta, la soja está indicada en trastornos de la menopausia (sofocos, osteoporosis, atrofia vaginal...). Éstas actúan como hormonas vegetales y reemplazan, en parte, a los estrógenos naturales que se producen en los ovarios y cuya producción disminuye en esta etapa. Las isoflavonas también se relacionan con una menor incidencia de cáncer de mama y próstata.

Características nutricionales de las legumbres. A continuación te proporcionamos una tabla con las principales características nutricionales de las legumbres para que así tengas la máxima información a la hora de integrarlas en la elaboración de tus menús diarios.

Alimento	Peso (g)	Energía (kcal)	Carbohidratos (g)	Azúcar (g)	Fibra (g)
Alubias deshidratadas cocidas en agua sin sal	100	123	22,5	1	5,5
Alubias crudas	100	245	32,5	6	27,6
Garbanzos en conserva escurridos	100	115	16,1	-	4,1
Lentejas cocidas en agua sin sal	100	105	16,9	-	1,7
Alubias rojas en conserva y escurridas	100	100	17,8	4	6,2
Soja	100	141	5,1	2	6,1

La fibra, un hidrato de carbono sin calorías

La fibra se encuentra presente en muchas plantas y alimentos derivados de vegetales. Este componente alimentario permanece inalterable durante todo el proceso digestivo y eso le proporciona grandes ventajas al organismo.

Se trata de un hidrato de carbono complejo que está compuesto por largas cadenas de azúcares unidas de tal manera que nuestras enzimas son incapaces de desdoblar y digerir. Por este motivo no nos aporta calorías, es decir, energía, pero sí nos ayuda a mantener el intestino limpio y a promover el tránsito intestinal, dado que absorbe parte del agua presente en la digestión y contribuye a que las heces tengas el volumen necesario para una correcta evacuación. Por eso alivia el estreñimiento, contribuye a una mejor digestión, estimula la regularidad y protege de las enfermedades gastrointestinales.

Su gran ventaja dietética es que no aporta calorías y su gran beneficio nutricional es que ayuda a desintoxicar el organismo por su efecto limpiador. Por todo ello, está considerado como uno de los hidratos de carbono «buenos» y te recomendamos encarecidamente que la incluyas en tu dieta diaria para poder controlar tu peso y mantenerte saludable.

Está muy indicada en todas las personas, ya que ayuda a reducir su nivel de colesterol, protege contra el cáncer de intestino y de colon, y ayuda a controlar el nivel de azúcar en las personas diabéticas.

¿Qué cantidad de fibra necesitamos? Si sigues una dieta pobre en fibra, la comida que consumes permanece más tiempo en tu intestino. Por eso, los alimentos refinados como el pan de harina blanca, los pasteles, los bollos... se pueden adherir a las paredes de tu colon y permanecer allí meses, o no llegar a eliminarlos bien nunca. Esta circunstancia puede provocarte toda una serie de trastornos intestinales.

La razón de estos trastornos son las toxinas. Cuando lo que comes se queda demasiado tiempo en el colon, fermenta y se convierte en elementos tóxicos para tu organismo. Estas toxinas pueden llegar a producir una serie de enfermedades como el cáncer, úlceras intestinales o diverticulosis, por no hablar de algunos tan evidentes como el estreñimiento o las hemorroides. Por eso es tan importante la fibra, porque una de sus funciones principales es arrastrar esos desechos y limpiar el intestino.

Se ha especulado mucho sobre la cantidad ideal de fibra que se debe consumir al día. Hay quien defiende que con 25 g de fibra dietética diaria ya es suficiente, y otros especialistas de la salud opinan que se debe doblar la cantidad y llegar a los 50 g.

En la alimentación occidental, la media de fibra diaria ingerida apenas supera los 10 g, por lo que todavía falta mucho para llegar al objetivo mínimo de 25. Más adelante te sugerimos diferentes formas para incrementar tu consumo diario de fibra sin alterar apenas tu alimentación, ya que los cambios radicales no suelen ser duraderos ni beneficiosos, y lo que interesa de verdad es crear hábitos alimenticios sanos y perdurables a base de pequeños gestos progresivos.

Por otro lado, no es bueno que tu dieta se convierta en un culto a la fibra. Y tampoco conviene que bases tu aporte diario en añadir fibras puras a tus platos. Es mejor que bases tu consumo diario de fibra en una dieta de alimentos integrales que, además, te aportan una fuente innumerable de beneficios naturales como vitaminas, minerales y fitoquímicos. Como en todos los ámbitos de la vida, la palabra clave es moderación. Si aumentas drásticamente tu consumo de fibra puedes tener digestiones difíciles, gases e inflamación, ya que tu intestino debe acostumbrarse a digerir alimentos naturales en vez de los procesados, que se someten a numerosos procesos y se vuelven de texturas blandas que se pegan a las paredes de los intestinos.

Además, cuanta más fibra tomas, mayor tiene que ser el consumo de agua para que no te provoque estreñimiento. Recuerda que la fibra absorbe agua para arrastrar toxinas, pero si no hay suficiente líquido el intestino puede quedarse con un índice de humedad inferior al recomendado y ralentizarse su funcionamiento. Las heces se vuelven secas y duras y el intestino se paraliza. Así que incorpora la fibra poco a poco, bebe mucha agua y disfruta de los beneficios de un tránsito intestinal regular y saludable.

Por descontado, debes ser mucho más prudente si padeces alguna enfermedad digestiva, como colitis ulcerosa o enfermedad de Crohn. En esos casos debes asesorarte muy bien por tu médico y tu nutricionista para no someter al intestino a un estrés innecesario o contraproducente. La fibra no es una sustancia milagrosa y si se consume en exceso puede provocar problemas en ancianos y en personas diabéticas porque a veces bloquean el intestino, sobre todo si no se consume una gran cantidad de agua. Busca siempre el consejo profesional, infórmate bien y sé responsable de tu cuerpo y su salud.

Ventajas de la fibra. La comida rápida y el ritmo estresante de la vida diaria no siempre permite incluir suficientes alimentos con fibra en nuestra alimentación. Sin embargo, y como vamos a demostrarte, este carbohidrato es extremadamente beneficioso para tu salud y tu peso, por lo que te conviene llevar unas frutas para media tarde, o añadir un poco de salvado en el yogur del desayuno.

A continuación vamos a relacionarte una serie de ventajas que te proporciona la fibra y que, estamos seguros, van a conseguir que te decidas a consumirla a diario.

- **Te ayuda a controlar tu peso.** La fibra no tiene calorías y, además, proporciona sensación de plenitud. Como no sientes hambre, evitas caer en la tentación de picar entre horas y te ayuda a mantener tu peso de forma natural.

- **Mantiene limpio el aparato digestivo.** Como aumenta de volumen las heces y absorbe el agua como una esponja, ayuda a que el tubo digestivo se mantenga siempre húmedo y mejora el tránsito intestinal. El resultado es que tu cuerpo elimina los residuos más fácilmente, lo que te ayuda a prevenir y curar más fácilmente problemas como el estreñimiento y las hemorroides.

- **Estimula y tonifica los músculos del intestino.** Como incrementa los movimientos peristálticos del intestino ayuda a tonificar estos músculos y contribuye a prevenir una enfermedad conocida como diverticulosis, que consiste en la dolorosa inflamación de determinadas zonas de las paredes del intestino debida a un tono muscular débil.

- **Tiene propiedades absorbentes.** La fibra que consumes no sólo absorbe el agua de tu intestino, sino que también se lleva con ella toda una serie de sustancias perjudiciales que perjudican a tu organismo, como productos tóxicos químicos, sales biliares, drogas, aditivos químicos y componentes hormonales.

- **Reduce el riesgo de padecer trastornos cardíacos.** Cuando el intestino grueso digiere las moléculas de la fibra, produce unos pequeños compuestos grasos que tienen la capacidad de reducir la producción de colesterol por parte del hígado. Esto ocurre sobre todo con la fibra de la avena, el beta-glucógeno. El beneficio directo de esta circunstancia es que se reduce el colesterol en sangre y, con ello, disminuye el riesgo de padecer trastornos cardiovasculares y arteriosclerosis.

▨ **Reduce el riesgo de contraer cáncer de colon.** Si consumes una cantidad adecuada de fibra, tus digestiones serán provechosas y rápidas. Al reducir el tiempo de paso de las heces por el intestino, te liberas en poco tiempo de las sustancias tóxicas que las acompañan y que son responsables de algunos tipos de cáncer. Si se acumulan residuos en los recovecos de tu intestino grueso debido a digestiones difíciles o lentas, tienes más probabilidades de padecer un cáncer de colon. Pero si consumes fibra, reduces considerablemente ese riesgo.

▨ **Ayuda a controlar el nivel de azúcar en la sangre.** La fibra que se digiere ralentiza la digestión de los hidratos de carbono y su consiguiente absorción de glucosa. Con ello evita las subidas y bajadas bruscas del nivel de azúcar en la sangre ya que el organismo recibe un aporte constante y regular de glucosa. Esta circunstancia resulta de gran ayuda para las personas diabéticas.

Fibra insoluble y fibra soluble. En los alimentos que consumimos existen dos clases de fibras en función de su solubilidad en agua, las insolubles y las solubles. Cada una tiene unas características y nos proporciona un beneficio, pero cuando se habla de fibra dietética se refiere al total de ambas en un alimento dado.

La **fibra insoluble** es, efectivamente, la que permanece inalterable durante todo el tránsito intestinal porque permanece en su mayor parte sin digerir. Este tipo de fibra la consumimos de las semillas y cereales integrales, del salvado de trigo y de maíz, las judías verdes, las patatas y la piel de las frutas y verduras.

Se compone fundamentalmente de celulosa y hemicelulosa. La primera no se puede digerir, y la segunda, además, absorbe agua a su paso por el intestino delgado y grueso. Con ello se consigue aumentar el tamaño de las heces y promover el tránsito intestinal.

En el caso de la fibra soluble, se encuentra en las gomas y mucílagos, la pectina y la lignina. Estos componentes nutricionales están en frutas y verduras, avena y salvado de avena, cebada, arroz integral y legumbres secas.

Esta fibra sí es digerida en el intestino grueso, y cuando se parte crea una gelatina que absorbe el agua presente en el tracto intestinal y hace disminuir el tiempo de digestión. Al pasar al torrente sanguíneo no influye sobre el tamaño de las heces o el incremento de los movimientos peristálticos, como ocurre con la fibra insoluble, pero produce unos efectos muy beneficiosos sobre el organismo.

Entre éstos destaca especialmente su capacidad de controlar el nivel de azúcar en sangre, una característica muy interesante en las personas diabéticas, ya que evita las subidas y bajadas de azúcar características de esta enfermedad crónica.

Por otro lado, también contribuye a reducir el nivel de colesterol y a controlar la presión sanguínea, dos factores que tienen incidencia directa sobre las enfermedades cardiovasculares.

En tu dieta diaria conviene que sólo sea soluble un tercio, y que el resto sea insoluble, para obtener ese beneficio de arrastre que mencionábamos antes. Así obtendrás las ventajas dietéticas y nutricionales de ambas y tu cuerpo te lo agradecerá.

Tipos de fibra. Sumando las fibras solubles y las insolubles, contamos hasta siete tipos de fibra. No todas son iguales y cada una posee una función específica que te vamos a detallar. Así podrás decidir qué alimentos incluyes en tu dieta diaria y llegar a entender si en las enrevesadas etiquetas de los productos contiene fibra y de qué tipo.

- **Celulosa.** Como te hemos mencionado antes, este hidrato de carbono es insoluble y constituye la parte fibrosa de las paredes de las células de las plantas, por lo que se encuentra en la corteza exterior de frutas y verduras, es decir, en su piel o cáscara. Se encuentra en el salvado de trigo, los cereales integrales, la pera, la manzana, la remolacha, las habas, las zanahorias, los guisantes, el brécol y las nueces de Brasil.
Además de aumentar el volumen de las heces y retener el agua, ayuda a tu cuerpo a nutrir los vasos sanguíneos. Este efecto incide de forma beneficiosa sobre el tratamiento de las varices, la colitis, el estreñimiento y las hemorroides. Además, existen estudios que han demostrado que la celulosa elimina las sustancias cancerígenas del colon.

- **Hemicelulosa.** Al igual que la celulosa, la hemicelulosa es un hidrato de carbono complejo que no se puede digerir. Esta celulosa, que incluye la membrana de las paredes celulares de las plantas, se desdobla por el efecto de las bacterias beneficiosas del intestino grueso y puede producir gases, pero retiene mucha agua y aumenta de volumen las heces, lo que mejora el tránsito intestinal.
Entre sus beneficios terapéuticos cabe destacar que ayuda a bajar de peso, previene el cáncer de colon, y mejora el estreñimiento, además de favorecer la eliminación de las sustancias cancerígenas que se almacenan en los intestinos perezosos.
La hemicelulosa más conocida es el psyllium, una planta silvestre cuyas semillas están recubiertas de una cáscara que es un efectivo desintoxicante intestinal y ablandador de las heces. Esta cáscara que recubre las semillas es un mucílago que se hincha en contacto con el agua y aumenta el volumen de las heces y estimula las evacuaciones. Además, ayuda a aliviar el tejido inflamado y estimula el crecimiento de las bacterias

beneficiosas. Como en el caso de otras fibras beneficiosas para la salud, el psyllium ayuda a reducir el nivel de colesterol y a mantener estable el nivel de glucosa.

Otras fuentes naturales de hemicelulosa son el salvado de avena, los cereales integrales, la manzana, la pera, el plátano, el maíz, las alubias, la col, el pimiento y los vegetales verdes.

Pectina. La pectina se encuentra, sobre todo, en la piel de las manzanas y uvas. También la contienen los plátanos, los cítricos, la remolacha, la col, la zanahoria, la piel de la cebolla, la pulpa de la remolacha azucarera y los guisantes verdes y deshidratados.

Este tipo de fibra está muy recomendada en personas diabéticas o hipoglucémicas porque hace más lenta la absorción de los alimentos tras su ingestión, con lo que consigue que el aumento del nivel de azúcar en la sangre se produzca más lentamente.

La pectina también ayuda a eliminar las toxinas y los metales, reduce el nivel de colesterol en la sangre y previene enfermedades del corazón y cálculos biliares.

Lignina. La lignina se encuentra, sobre todo, en las semillas de lino, aunque también está presente en menor cantidad en el trigo, la patata, la col, la zanahoria, el tomate, la manzana, el melocotón, la fresa, las nueces del Brasil, y las habas. Este carbohidrato forma parte de las paredes de las células y da rigidez a las paredes celulares, lo que impide su digestión por parte de las bacterias intestinales.

Como otras fibras ayuda a reducir el nivel de colesterol y previene la formación de cálculos biliares porque absorbe las sales biliares de las que están hechos los cálculos. Además, las bacterias beneficiosas intestinales son capaces de transformar la lignina e inhibir la acción de los estrógenos nocivos, asociados al cáncer de mama. Esta fibra está muy indicada para aquellas personas diabéticas o que tengan riesgo de contraer cáncer de mama y de colon.

▓ **Fibra de salvado.** El salvado es la cáscara, o recubrimiento fibroso, de algunos cereales integrales. Esta fibra de salvado también recibe el nombre de fibra de cereal.

Al iniciarse el consumo de harinas refinadas, nuestra alimentación diaria empezó a carecer de esta fibra, a la que se consideró como producto de desecho. Sin embargo, con la nueva tendencia de alimentación sana y natural, se está volviendo a incorporar en la dieta como complemento dietético o en el consumo de cereales y harinas integrales.

Esta fibra aumenta mucho la masa fecal y reduce significativamente el tiempo que tu organismo emplea en el tránsito intestinal, con lo que evita la acumulación de residuos tóxicos y estimula los movimientos peristálticos. Además, es la fibra que mejor retiene el agua. Cada cereal tiene su propio salvado, y cada salvado posee su propia estructura química, por lo que varía su capacidad de retener el agua. Junto con la goma guar, el salvado es también la fibra que incrementa de forma más efectiva el volumen de la masa fecal.

▓ **Gomas.** Éste es otro carbohidrato complejo soluble en agua y existen de diferentes tipos.

Se encuentran en los troncos o las semillas de árboles y arbustos de climas tropicales o subtropicales. Dentro de la planta, su función es reparar los tejidos dañados, en nuestro organismo, forman una gelatina en el intestino delgado y ayudan a recoger los ácidos y otros materiales de desecho.

La industria alimentaria está volviendo a incorporar diferentes tipos de goma a muchos de sus productos para conseguir la textura cremosa sin tener que añadir grasa o añadirles un suave efecto laxante. Entre los más conocidos están los siguientes:

— **Goma arábiga:** se extrae de la acacia y se compone de varios azúcares. Fija el sabor de los productos y prolonga su tiempo de conservación.

— **Goma de semillas de lino:** es un sustituto de la goma arábiga con idénticas aplicaciones. También puede añadirse la semilla entera a los cereales, por su acción laxante.
— **Goma de semillas de algarrobo:** se hincha en agua caliente y se vuelve blanca en agua hirviendo. Se usa para ligar y espesar. A pesar de su sabor de legumbre, se utiliza como sustituto del cacao, el chocolate y el café.
— **Goma de semillas de psyllium:** como te hemos comentado antes, es uno de los mejores laxantes naturales. Se añade a algunos cereales en forma de goma porque posee un alto contenido de fibra dietética soluble.
— **Goma guar:** se extrae de una planta originaria de la India. Se disuelve completamente en agua y es insípido e inodoro. Se utiliza para evitar el coloide (o formación de grumos) y como espesante en la producción de líquidos viscosos espesos y en cremas para untar.
— **Gomo karaya:** es blanca y con un olor y sabor algo ácidos. Da textura, espesa y emulsiona.
— **Goma xanthyn:** conocida también como sal de potasio, es una goma microbiana que crea una película protectora resistente al calor y estabiliza y espesa los productos.

▪ **Mucílagos.** Este tipo de fibra se encuentra en las semillas y las algas, además de las legumbres y el guar. En la industria alimentaria se utiliza para espesar y estabilizar los productos. En tu organismo, retiene bien el agua y aumenta de volumen las heces.
En los productos procesados suelen incorporar alguno de estos tres tipos de mucílagos:
— **Agar:** de sabor dulce, permanece estable a altas temperaturas, y se usa para espesar los productos secos y los procesados.
— **Alginate:** se extrae del alga negra y se utiliza mucho en los helados, a los que les da una textura cremosa e impide la formación de cristales de hielo.

— **Carrageenan:** con este exótico nombre se denomina a otro mucílago extraído también de algas y que se suele usar para emulsionar y dar textura gelatinosa algunos alimentos.

Cómo aumentar sin esfuerzo la cantidad de fibra de tu dieta. La fibra ayuda mucho, pero no es fácil de digerir si no se está acostumbrado. Además, su sabor no es tan goloso como el de otros azúcares y lleva cierto tiempo acostumbrarse a que el paladar la encuentre apetecible.

CEREALES CON ALTO CONTENIDO EN FIBRA

Uno de los mejores métodos para incrementar sin apenas darte cuenta tu consumo de fibra es empezar de forma muy gradual. Por ejemplo, puedes añadir un cuarto de cereales con alto contenido en fibra a los cereales azucarados que tomas en el desayuno. Tras una o dos semanas, aumentas la proporción a la mitad y, de forma paulatina, llegarás a tomar tu tazón de cereales ricos en fibra sin que te resulte un sacrificio «gastronómico». Estos cereales integrales pueden ayudarte a aumentar de forma significativa el consumo diario de fibra y son un desayuno energético de liberación lenta, es decir, que sus azúcares los asimilas de forma gradual durante la mañana y no te dan las crisis de apetito voraz poco antes de la hora de comer. Así, tu desayuno es sano y te ayuda a caer en la tentación de picar entre horas.

FRUTA Y VERDURA

Es conveniente que comas las frutas y verduras con piel, incluso cuando se trata de verduras como la patata o la zanahoria. Hay nutricionistas que afirman que la piel de la patata es mucho más saludable que su propia pulpa.

Si optas por consumir la fruta en zumo desaprovechas toda la fibra que contiene su piel y su pulpa y, además, provocas una subida repentina del nivel de azúcar porque el organismo lo asimila de forma diferente a si consumieras la pieza de fruta o verdura entera. Como consecuencia, no le proporcionas fibra al organismo y, además, sentirás hambre antes, en cuanto se produzca un exceso de insulina para compensar el aporte de azúcar del zumo.

ALIMENTOS INTEGRALES

Los alimentos integrales tienen la gran ventaja de su aporte de fibra y de su mayor riqueza nutricional como consecuencia de un menor procesado industrial. Es muy sano el hábito de irlos incorporando poco a poco a tu dieta para que tu organismo se beneficie de todas sus ventajas.

A continuación te vamos a dar unos pequeños consejos para que puedas introducirlos en tu plato:

— La premisa podría ser «moreno en vez de blanco». Por ejemplo, decídete por el pan integral en vez del blanco (una rebanada integral tiene 4 g de fibra), o arroz integral en lugar de refinado (50 g de arroz integral contienen 2 g de fibra).

— Básate en el «mitad y mitad». Por ejemplo, si cocinas tu propio pan, haz la masa con mitad de harina integral y mitad de harina blanca. Si te decides, añade una pequeña cucharada de levadura extra por cada 400 g de harina integral.

— Añade a tus guisos y estofados un poco de salvado de cereal espolvoreado por encima.

— También puedes espolvorear tus sopas, ensaladas o yogures con semillas de lino, de alto contenido en fibra.

— Cuando estés preparando salsa para el arroz o la pasta, puedes hacerla con verduras en cuadraditos, como zanahoria, calabacín, cebolla o pimiento. Lávalas bien, no las peles y conseguirás añadir fibra y sabor a tu plato.

— Si haces una ensalada, añádele unas cucharadas de alubias, garbanzos o lentejas cocidas y frías. Además de estar deliciosa, la ensalada tendrá un mayor contenido en fibra y en proteínas de gran calidad biológica.

— Experimenta con diferentes cereales. No todo es arroz blanco, maíz o pasta de trigo duro. Los cereales integrales tienen un gran valor nutritivo, además de un alto contenido en firbra. Decídete por el arroz integral, la cebada, el bulgur o la quinoa.

CEREALES INTEGRALES

Como has visto en el último consejo del apartado anterior, te sugerimos que incluyas en tu dieta los cereales integrales. Es una sana manera de ampliar tu repertorio de hidratos de carbono saludables y pueden formar parte de tu plato diario como complemento al principio, y como protagonistas después, cuando los conozcas y disfrutes.

A continuación vamos a describirte algunos cereales que se utilizan poco, o nada, en muchas cocinas, pero que tienen mucho que ofrecerte:

— **Alforfón.** Aunque es habitual en Asia central, se conoce poco en el mundo occidental, donde recibe también el nombre de trigo sarraceno. No es una variedad del trigo, incluso no se trata del todo de un cereal, sino de una poligonácea con características parecidas a las gramíneas, a las que pertenecen los cereales. Es el más energético y nutritivo de la lista y no contiene gluten, por lo que es ideal para la dieta de personas celiacas.

Normalmente se tuesta y se muele para hacer fideos, aunque la harina también se utiliza para elaborar bizcochos, pan, madalenas, bollitos, galletas y tortitas. Cuando está tostado recibe el nombre de kasah y es un plato muy conocido en la Europa oriental.

— **Arroz integral.** Como hemos dicho en un apartado anterior, durante el proceso de refinado del arroz integral sólo se elimina la vaina exterior, por lo que conserva todos sus nutrientes. La diferencia con el arroz blanco refinado es abismal, ya que tiene cuatro veces más fibras, vitaminas y minerales (fósforo, magnesio, manganeso, niacina y vitamina B). En la actualidad, puedes encontrarlo en muchos comercios y en numerosas variedades de tamaño de grano (largo, medio o corto) y de sabor (normal, dulce o aromático). Además, también existe el arroz integral de cocción rápida, para que las prisas no sean una excusa a la hora de cuidar tu alimentación.

— **Arroz salvaje.** Aunque podría parecer un arroz, lo cierto es que es la semilla de una planta herbácea. Con un especial y exótico sabor a frutos secos, puedes añadirla a tus ensaladas o combinarla con un guiso de verduras. En cualquier caso, te aportará más proteínas que el arroz blanco o el integral, además de fibra, potasio, folato y cinc.

— **Bulgur.** Recibe este nombre una especie de sémola gruesa de trigo integral. En la fase de procesado, se vaporizan y secan los granos de trigo. Con ello, se facilita su cocción, aunque es imprescindible ponerlo un tiempo a remojo antes de utilizarlo.

Dado que es un producto del trigo, es una buena fuente de carbohidratos complejos, proteínas, fibra insoluble, calcio, niacina, vitamina E y minerales.

En los comercios lo encontrarás en diferentes variedades (gruesa, media o fina) que puedes aprovechar en función de tus recetas o necesidades.

— **Cebada.** Este cereal es muy poco calórico porque contiene poca grasa y, además, es un buen aporte de fibra soluble, proteínas, calcio y potasio. Si el grano conserva la vaina exterior, su contenido en fibra es superior al de la semilla.

— **Mijo.** Es una semilla muy digestible rica en fibra soluble, vitamina B, fósforo, calcio, cobre y cinc. De potente sabor a fruto seco, puedes encontrarla en los comercios de dietética y su color va del amarillo al anaranjado.

Puedes mezclarla en ensalada, guisarla con verduras o, incluso, hacer croquetas.

— **Quinoa.** Esta semilla se extrae de una verdura de hoja grande parecida a las espinacas originaria de las tierras del Imperio Inca. De grano pequeño, equivale en términos nutritivos al arroz, aunque también se suele moler para obtener harina y elaborar pasteles y bizcochos.

Es digestible y se cocina con facilidad. Además, contiene más calcio, hierro, cobre, manganeso, vitamina B, zinc, magnesio y potasio que ninguna otra semilla de las citadas.

— **Semillas de lino.** Están consideradas como la fuente más rica de lignina vegetal, superando en unas quinientas veces en contenido al salvado de trigo, el alforfón, el centeno, los brotes de soja, el mijo o la avena. Además, también aportan fibra insoluble.

El único problema potencial de estas semillas está en que algunas personas son alérgicas a ellas y que, por lo tanto, deben abstenerse completamente de su consumo para no provocar una anafilaxis. La primera vez que consumas semillas de lino deberías hacerlo en compañía de otras personas y probar sólo una pequeña cantidad. Si no sientes ningún tipo de reacción alérgica querrá decir que puedes incluirlas en tu dieta sin ningún riesgo.

Estas diminutas semillas te proporcionan también un ácido graso esencial (alfa-linólico) que tu organismo procesa para conseguir omega-3. El ácido esencial omega-3 fluidifica el torrente sanguíneo y contribuye a prevenir los coágulos y obstrucciones en la circulación de la sangre, con lo que disminuye el riesgo de trastornos cardiovasculares.

La mejor manera de consumir las semillas de lino consiste en molerlas bien y espolvorearlas sobre lo que quieras: yogur, muesli, ensaladas, sopas, zumo y un largo etcétera.

Aportes de fibra de:

Productos de panadería, cereales, arroces y pasta

Alimento	Ración	Aporte de fibra
Alforfón cocido	125 g	4,5 g
Arroz blanco cocido	200 g	1 g
Arroz integral cocido	200 g	3,5 g
Arroz salvaje cocido	200 g	3 g
Avena cocida	425 g	6 g
Bizcocho de trigo integral	1	4,4 g
Bulgur	125 g	8,2 g
Copos de trigo	25 g	3 g
Espaguetis enriquecidos	140 g	2,4 g
Espaguetis integrales cocidos	60 g	6,3 g
Harina de avena	85 g	4 g
Madalena con harina enriquecida	1	1,5 g
Palomitas de maíz	55 g	2 g
Pan blanco	Una rebanada	1,1 g
Pan de centeno	Una rebanada	1,9 g
Pan de semillas	Una rebanada	2,1 g
Pan integral	Una rebanada	1,7 g
Panecillo de pan blanco	1	1 g
Panecillo de salvado de avena	1	2,1 g
Pasta	70 g	1 g
Pasta enriquecida con huevo	140 g	1,8 g
Salvado de cereales	25 g	8 g
Tortita de maíz	1	1,4 g
Trigo integral	1 galleta	2 g

Verduras

Alimento	Ración	Aporte de fibra
Alcachofas cocidas	1	6,5 g
Berenjenas cocidas	100 g	2,5 g
Berros crudos	30 g	4,6 g
Brécol crudo	75 g	2,3 g

Alimento	Ración	Aporte de fibra
Calabacines cocidos	180 g	2,9 g
Calabaza cocida	245 g	2,7 g
Cebolla cruda	115 g	1,4 g
Champiñones	90 g	3,1 g
Col cruda	115 g	1,6 g
Espinacas cocidas	200 g	4,3 g
Guisantes cocidos	125 g	4 g
Judías verdes cocidas	125 g	8,8 g
Lechuga cruda	30 g	1 g
Patata asada con piel	1	4,6 g
Patata asada sin piel	1	2,3 g
Patata cocida sin piel	1	2,7 g
Tomate crudo	150 g	2 g
Zanahoria cocida	100 g	2,6 g
Zumo de verduras	1/4 l	1 g

Legumbres y frutos secos

Alimento	Ración	Aporte de fibra
Alubias pintas cocidas	170 g	15 g
Alubias rojas cocidas	170 g	11,3 g
Brotes de soja	170 g	10,3 g
Cacahuetes	25 g	2,3 g
Garbanzos	225 g	10,6 g
Lentejas	100 g	11,2 g
Habas cocidas	170 g	9,2 g
Tofu crudo	115 g	2,9 g

Frutas

Alimento	Ración	Aporte de fibra
Aguacate	1	8,5 g
Arándano	145 g	10,9 g
Cereza	160 g	2,7 g

Alimento	Ración	Aporte de fibra
Ciruela	1	1 g
Dátil	175 g	13,4 g
Fresa	150 g	3,5 g
Kiwi	1	3,1 g
Mango	1	3,7 g
Manzana	115 g	3,4 g
Melocotón	1 grande	3,1 g
Melón	170	1 g
Naranja	1	3,6 g
Pera	1 mediana	4 g
Piña	155 g	1,9 g
Plátano	175 g	3,6 g
Pomelo	1	2,5 g
Sandía	155 g	1 g
Uva	160 g	0,9 g
Zumo de fruta	225 g	1 g

Cocinar sin añadir calorías

A la hora de contar calorías no sólo deben tenerse en cuenta las que aportan los alimentos en sí, pues de cómo los cocinemos dependerá que añadamos más o menos calorías a la receta. Las técnicas de cocción más saludables en este sentido también lo son por conservar mejor el valor nutritivo de los alimentos, así como su aroma, sabor y textura.

■ **Vapor:** es la técnica que mejor conserva los nutrientes, ya que evita las pérdidas de vitaminas y minerales por el paso de éstos al agua. Además, está indicada en dietas poco calóricas y pobres en grasas, pues no precisa de ningún ingrediente extra. Se cocina con el calor que produce un poco de agua llevada a ebullición. Al no entrar en contacto con el agua, los alimentos quedan tiernos, sabrosos y con buen aspecto.

A la plancha: es un método fácil, rápido y el que mejor se adapta a una cocina sin grasas. La cocción se realiza a temperaturas elevadas pero sin aceite, con lo que no se añaden calorías al alimento. Si quiere evitarse la pérdida de jugos nutritivos es aconsejable no salar el alimento pues provocaría la salida de los mismos. Tampoco conviene pinchar la pieza.

Al horno: esta técnica no precisa más que aceite o caldos para evitar que los alimentos se resequen y ganen, así, más sabor. Por eso, el aporte extra de calorías y grasas es mínimo. Además, el horno realza el sabor de los alimentos y mantiene sus propiedades nutritivas, al protegerlos con una costra que guarda minerales y vitaminas.

Olla a presión: la cocción se realiza a altas temperaturas y elevada presión con lo que se reduce mucho tiempo respecto al hervido y se ahorran muchas vitaminas. Como los alimentos se cuecen en agua, no añade calorías.

Barbacoa: permite preparar platos sabrosos y es un método sano siempre y cuando se evite el contacto directo del fuego y el alimento. Y es que las altas temperaturas pueden generar compuestos peligrosos para la salud.

Hervido: es un método sano que no aporta más calorías pero que puede suponer una pérdida importante de nutrientes si no se hace bien. Así, es importante introducir el alimento cuando el agua hierva (no antes) y en poca cantidad. Así como trocear poco las hortalizas, cocerlas a fuego vivo y tapar la olla.

Calorías vacías
y malas calorías

¿Qué es una caloría vacía?

Las calorías vacías aportan solamente energía, no contienen ningún tipo de nutriente. Por tanto, consumir en exceso alimentos que las aportan es un factor importante en el aumento de peso corporal y una mala nutrición. Las calorías vacías más conocidas son el azúcar de mesa y el etanol (clase de alcohol presente en la cerveza, vino o licores). Hay que tener en cuenta que el etanol nos da energía, pero no nutrientes: por lo general, las personas que abusan del alcohol tienen cierto grado de sobrepeso u obesidad y presentan deficiencias nutricionales y de vitamina B_1.

El problema de las «calorías vacías» no termina aquí, pues no sólo carecen de los elementos indispensables para la salud sino que además, para poder metabolizar los carbohidratos, el organismo requiere de vitaminas y minerales que, si no se encuentran en lo que se come, tendrá que obtenerlos de los tejidos causando un doble daño.

El azúcar

Como habrás podido comprobar en las páginas que anteceden a estas palabras, los hidratos de carbono compuestos, y sobre todo de origen vegetal, son unos grandes aliados de tu salud y un sano aporte energético.

Sin embargo, en la mayoría de las ocasiones, el aporte de glucosa de nuestra vida diaria tiene un origen bien distinto que se llama azúcar. Este hidrato de carbono simple trae muchas complicaciones nutricionales y, sobre todo, es casi adictivo.

Durante las últimas décadas, los nutricionistas le han hecho objeto de muchas críticas responsabilizándolo de un amplio número de enfermedades, desde caries dentales hasta trastornos circulatorios, pasando, evidentemente, por la obesidad e incluso la hiperactividad infantil.

Aunque puede parecer apocalíptico, es bien cierto que este delicioso carbohidrato no es tan dulce como quieren hacernos creer y conviene apartarlo de nuestra dieta de forma casi absoluta. Vamos a explicarte por qué.

Razones de peso. El consumo máximo de azúcar recomendado por nutricionistas y dietistas es un 10 por ciento del consumo total de calorías diarias. Es decir, en una dieta normal de 2.000 calorías debes tomar no más de 10 cucharaditas de azúcar.

En este momento te debes estar frotando las manos porque piensas que no superas ni de lejos esta cantidad, ya que tomas cuatro o cinco cucharaditas al día como máximo. Pero, por desgracia, en esa cantidad sólo estás valorando el azúcar «puro» que te tomas, el que tú añades a tu zumo o a tu yogur.

Y decimos por desgracia porque en la industria alimentaria, el azúcar está presente en un altísimo porcentaje de los productos procesados. Si tu dieta no es del todo natural e integral, ten por seguro que esas cucharadas se multiplican hasta alcanzar cotas alarmantes.

La bollería, los panes, los helados, las galletas, las madalenas, los refrescos, los zumos de fruta envasados, los cereales azucarados... la lista crece y crece, y se pueden añadir alimentos que ni siquiera imaginas que lo contengan, como la salsa de tomate, por ejemplo.

He aquí algunos de ellos:

Alimento	Cantidad	Azúcar
Bizcocho de chocolate	15 g	3 cucharadas
Caramelos	115 g	20 cucharadas
Copos de cereales con azúcar	25 g	2 cucharadas
Chocolate	55 g	8 cucharadas
Gaseosa	1/5 l	10 cucharadas
Helado	100 g	3 cucharadas
Ketchup	1 cucharada	1 cucharada
Maíz en lata	164 g	3 cucharadas
Melocotones en almíbar	125 g	3 cucharadas
Mermelada de fresa	1 cucharada	4 cucharadas
Refrescos carbónicos	1/5 l	12 cucharadas
Tarta de manzana	115 g	5 cucharadas
Yogur azucarado	1/4 l	7 cucharadas

Estos alimentos, a los que la industria alimentaria les ha añadido azúcar, contienen lo que en dietética se conoce como azúcar añadido que, además, se suma al azúcar natural que algunos de ellos ya contienen de forma natural, como el zumo de frutas.

Si un alimento tiene sólo azúcar natural, es difícil que altere tu peso o provoque altibajos en tu aporte de glucosa a la sangre. En cambio, los que contienen mucho azúcar añadido tienen un IG muy elevado, y este factor provoca una respuesta inmediata del páncreas, que libera de golpe mucha insulina para contrarrestar la situación. Cuando tu consumo es elevado y, además, diario, las consecuencias no pueden ser peores, porque inciden directamente en tu salud. Grasa en la sangre (triglicéridos), aumento de lipoproteínas de baja densidad (LDL), tendencia a que se formen coágulos en la sangre, aumento de los depósitos de grasa en las células (sobrepeso) y, sobre todo, aumento de la producción de grasa que elabora el hígado (colesterol).

Otra consecuencia directa, aunque menos grave, de la liberación de insulina por parte del páncreas como respuesta a las súbitas subidas de glucosa a la sangre es que esa hormona, la insulina, provoca una intensa sensación de hambre en cuanto se restablecen los niveles normales, que a veces puede ser de inmediato. Si esto te ocurre a diario, las células de tu masa muscular acaban desarrollando una resistencia a la insulina y puedes acabar padeciendo diabetes.

El azúcar y la báscula. Aunque siempre hemos culpado a la grasa de provocar sobrepeso, las investigaciones de los últimos años están demostrando que el problema grave de salud que afecta a tanta población de las sociedades occidentales también puede tener mucho que ver con el consumo desmesurado de azúcar.

La industria alimentaria nos ofrece alimentos «*light*» que son bajos en grasas y que abarrotan más de una despensa. Sin embargo, la báscula se niega a bajar y empezamos, con resignación, una nueva dieta.

Pero lo cierto es que estos alimentos de régimen, como algunos denominan, tienen un alto contenido en azúcares añadidos y acaban aportando la misma cantidad de calorías que el contenido graso que han eliminado del alimento. Se dan casos en que, incluso, tiene más calorías que su homónimo «*no light*». El azúcar le da un sabor más agradable, provoca deseos de comer más y su ingesta nos da hambre casi enseguida, pero lo tomamos con la conciencia más o menos tranquila porque es «*light*».

El sobrepeso **es una enfermedad**

No se trata ya de una cuestión de estética. La Organización Mundial de la Salud (OMS) ha declarado al sobrepeso como la nueva epidemia del primer mundo, y el problema aumenta sin cesar y se extiende cada vez a más países. En la actualidad, un tercio de los adultos del mundo industrializado padece de sobrepeso, y cada vez son más niños quienes lo sufren. Ya no es un problema que se limite a Estados Unidos, sino que ha llegado a Europa y con fuerza. En España ya se están tomando medidas entre la población infantil desde los comedores escolares y a través de información para evitar este aumento del sobrepeso que viene de la mano de la comida procesada, los refrescos y la vida sedentaria.

Los refrescos, la bollería, los helados y todos los alimentos procesados que contienen hidratos de carbono simples no contienen nada de fibra y, como consecuencia, vuelven a dar hambre enseguida a quienes los consumen. Con ello se incrementa el consumo y se vuelve un hábito alimentario que es casi una adición.

El azúcar y los cambios en la conducta. Además del sobrepeso, el consumo excesivo de azúcar añadido por parte, sobre todo, de niños en forma de refrescos, bollería y chucherías podría ser la causa subyacente de los cambios de conducta que se observan con cada vez mayor frecuencia.

Esta probable realidad ha llevado a iniciar líneas de investigación y existen diversas teorías sobre las relaciones entre el azúcar y la conducta.

El azúcar **y la hiperactividad**

Son muchas las madres que confirman que sus hijos, después de comer unas chucherías, un donut o beberse un refresco con azúcar, se ponen nerviosos, irascibles, protestones, enfadados o incluso agresivos.

Podría creerse que la relación con el azúcar es descabellada, pero se ha demostrado que después de consumir azúcar se liberan en el torrente sanguíneo diversas hormonas además de la insulina. Una de ellas es la noradrenalina, que se conoce también como la hormona del estrés. Los diversos estudios que se han realizado sobre sus efectos han demostrado que en los niños se libera el doble que en los adultos y que podría tener relación directa con sus patrones de conducta. Incluso veían en ello una hipotética explicación a la hiperactividad.

Sin embargo, lo único claro en todo esto, por pioneras o peregrinas que sean las teorías, es que el azúcar implica un rápido aporte de energía y que en un niño con problemas de conducta puede potenciar sus dificultades sociales dado que le suministra una inyección de vitalidad descontrolada. Por ello es buena idea, desde el punto de vista conductual pero también, y sobre todo, nutricional, reducir al máximo el consumo de alimentos con azúcares añadidos para evitar esas subidas repentinas de actividad descontrolada.

Cómo puedes reducir tu consumo de azúcar

- Cuando te ataque el hambre a media mañana o media tarde no te rindas a la tentación de una barrita chocolateada. Intenta sustituirla por una manzana o unas zanahorias, que te aportarán la energía que te pide el cuerpo, pero de forma sana y con mucha fibra.

- Reduce en una tercera parte la cantidad de azúcar que añades a lo que comes o bebes. En un par de semanas, podrás añadir sólo la mitad sin que te resulte desagradable al paladar.

- Compra siempre que puedas zumos de fruta naturales y sin azúcar añadido.

- Prueba a endulzar tus postres, bizcochos y galletas con canela, nuez moscada o jengibre.

- No compres frutas en almíbar, sino fruta enlatada en su jugo o, simplemente, en agua.

- Busca la cantidad de azúcar añadido en las etiquetas de los productos que compras y escoge los que contengan menos.

- En vez de refrescos, intenta tomar agua con hielo y una rodaja de limón o unas hojitas de hierbabuena, o un buen zumo de fruta natural o envasado, pero sin azúcar añadido.

Otros endulzantes. No todo el azúcar es el azúcar blanco (o sacarosa) que añadimos a cucharadas en los alimentos. En la naturaleza existen otros tipos de azúcar que sí resultan beneficiosos para nuestra salud y que son un sano aporte de energía y vitalidad.

A continuación vamos a darte una breve descripción de los más importantes.

- **Fructosa.** La fruta fresca contiene un azúcar simple denominado fructosa, que no te produce caries, porque está contenido en sus células y no empieza a liberarse hasta el final en la masticación.

Por otro lado, también puedes encontrarlo en los centros de dietética en forma de azúcar ya procesado. Es un endulzante natural con la misma fórmula química que la glucosa pero con una estructura molecular diferente. Como endulza mucho más que el azúcar blanco o moreno, sólo hay que añadir una pequeña cantidad.

Además, la fructosa no produce subidas descontroladas de los niveles de glucosa así que después no produce sensación de hambre y, al contrario que el azúcar, la metaboliza el hígado, que reserva una parte en forma de glucógeno, para tenerla como reserva si tu cuerpo la precisa en un esfuerzo o en la práctica de algún deporte.

Sin embargo, si abusas de ella puede producir el efecto contrario, es decir, que engordarías rápidamente debido a que no quemarías las calorías que almacena el hígado. Así que, como siempre, consúmela con moderación.

▧ **Miel.** Este endulzante natural no es sólo un hidrato de carbono simple, sino que es todo un alimento completo que contiene múltiples nutrientes beneficiosos para la salud. Conviene, eso sí, consumirla con mesura porque es muy calórica.

Entre los cerca de 200 nutrientes que te aporta están calcio, prótidos, lípidos, sales, fósforo, potasio y vitaminas A, E, C, B_6 y B_{12}.

▧ **Endulzantes artificiales.** Los más utilizados son la sacarina, el aspartame y el sorbitol. No aportan una cantidad significativa de calorías y pueden ser útiles si estás tratando de perder peso, pero son productos sintéticos y no te aportan las vitaminas o los minerales de la miel o la fructosa.

Además, debes tener especial cuidado en que realmente contengan menos calorías que el azúcar blanco, ya que no siempre es así. Conviene que compruebes siempre las etiquetas para asegurarte de ello.

Las bebidas alcohólicas

El último hidrato de carbono perjudicial del que queremos hablarte son las bebidas alcohólicas, tu peor enemigo dietético. Tienen azúcares y, por lo tanto, carbohidratos, pero es que además, no te aportan ningún tipo de nutriente, excepto esas calorías que te hemos comentado, que son muy difíciles de eliminar y que te provocan desarreglos nutricionales en tu organismo. Además, como en tu dieta se produce luego un desequilibrio de nutrientes, acabas comiendo más, con lo que sumas las calorías, e incluso grasas, de esos alimentos que ingieres por el hambre que te provoca la ingestión de los azúcares de las bebidas alcohólicas. Y es que el alcohol es metabolizado muy rápidamente por el organismo, lo que implica un aumento de la producción de insulina, un descenso de los niveles de azúcar en la sangre y la necesidad del cuerpo de recibir más alcohol o alimento para elevar los niveles de azúcar que están bajando. Se entra en un círculo vicioso ideal para ganar peso, en lugar de perderlo.

Junto con los caramelos y las chucherías, podríamos decir que son el máximo exponente de lo que en dietética y nutrición se denominan «calorías vacías», que no nutren pero que sí engordan, y mucho.

Además, por cada gramo de alcohol en las bebidas, añades 7 calorías a tu organismo, que se acercan mucho a las 9 calorías de las grasas, pero que está lejos de las 4 calorías de las proteínas y los hidratos de carbono sanos.

Por otro lado, las bebidas alcohólicas favorecen el aumento del nivel de ácidos grasos en la sangre y provoca que se acumulen depósitos de grasa en nuestro organismo.

Si encima, como se suele hacer habitualmente, las bebidas alcohólicas se mezclan con refrescos, el aporte de calorías vacías todavía se potencia más. Dos combinados, o cubalibres, pueden sumar más de 500 calorías, con lo que resulta muy difícil no saltarse la meta de dietas de 1.500 o 2.000 calorías sin poner en peligro el aporte nutricional que necesita nuestro organismo.

Sin embargo, no todas las bebidas alcohólicas te aportan el mismo número de calorías vacías. Por ejemplo, un vaso de sidra te aporta todavía menos que uno de cerveza y, a continuación, le siguen el cava y el vino. Palabras mayores son ya licores como el whisky, el vodka o el ron, que pueden hasta quintuplicar el número de calorías vacías.

A continuación te proporcionamos una tabla orientativa de diferentes refrescos y bebidas alcohólicas con sus valores calóricos para que puedas sacar tus propias conclusiones.

Refrescos

Bebida	ml	Energía (kcal)	Carbohi-dratos (g)	Azúcar (g)
Bebida a base de zumo de frutas	100	37	9,8	10
Cerveza sin alcohol	100	41	10,6	11
Concentrado de zumo de frutas	100	19	5	5
Concentrado de zumo de frutas bajo en calorías	100	1	0,2	-
Gaseosa	100	51	13,3	-
Refresco de cola con cafeína	100	41	10,75	10,75
Refresco de cola sin azúcar y con cafeína	100	1	0,1	-
Refresco de cola sin cafeína	100	41	10,75	10,75
Refresco de limón	100	40	10,4	-

Bebidas alcohólicas

Bebida	ml	Energía (kcal)	Carbohi-dratos (g)	Azúcar (g)
Café irlandés	100	308	32,3	Sin datos
Cava	100	74	5,1	5
Cerveza fuerte	100	66	6,1	6
Cerveza negra	100	30	3	3
Cerveza rubia	100	32	2,3	2
Coñac	100	255	32,6	33
Crema de menta	100	371	41,6	41,6
Curaçao	100	311	28,3	28
Daiquiri	100	125	15,6	Sin datos
Ginebra, ron, vodka, whisky	100	231	-	Sin datos
Jerez dulce	100	136	6,9	7
Jerez seco	100	116	1,4	1
Jerez semiseco	100	116	5,9	6
Licores cremosos	100	325	22,8	23
Oporto	100	157	12	12
Sake	100	134	5	-
Sidra	100	17	3,6	4

Bebida	ml	Energía (kcal)	Carbohi- dratos (g)	Azúcar (g)
Vino blanco dulce	100	94	5,9	6
Vino blanco seco	100	66	0,6	1
Vino blanco semiseco	100	74	3	3
Vino rosado	100	71	2,5	3
Vino tinto	100	71	1,7	-

Pese a todos estos datos, el alcohol tiene un punto positivo. Eso sí, las investigaciones se centran en los beneficios de tomar una o dos copitas al día de vino tinto de buena calidad, no más. Si se bebe con moderación, su riqueza en flavonoides tiene unos beneficios demostrables sobre la salud cardiovascular, al reducir el riesgo de infarto y trombosis.

Algo parecido sucede con la cerveza, bebida que también ha sido objeto de estudios recientes en los que se ha demostrado que, tomada con moderación, reduce el colesterol y, por extensión las enfermedades cardiacas, además de retrasar la menopausia y reducir el riesgo de cáncer. Tanto el vino como la cerveza es mejor tomarlos durante las comidas, ya que el alimento ralentiza la absorción del alcohol y reduce su impacto en el organismo.

Los lácteos

Los productos lácteos y sus derivados son otra fuente importante de carbohidratos en la alimentación diaria de muchas personas. Leche por la mañana, un yogur a media mañana, un postre lácteo después de comer, un café con leche a media tarde... Ésta podría ser la radiografía de un día cualquiera de muchos de nosotros. Sin embargo, este tipo de hidrato de carbono no es tan recomendable como la industria láctea y la publicidad pretende hacernos creer.

Es evidente que la leche de vaca es uno de los alimentos más completos que existen, con proteínas de gran tamaño, como la caseína, y azúcares simples, como la lactosa. A todo esto hay que añadir minerales, sobre todo calcio, vitaminas y otros nutrientes.

Sin embargo, la caseína es una proteína de gran tamaño que cuesta de digerir y que, en determinadas ocasiones, pasa al torrente sanguíneo sin haber podido ser desdoblada por el proceso digestivo. Esta circunstancia puede provocar alergia a la leche, con todos los inconvenientes que ello representa a quien la padece.

Por otro lado, la lactosa es un azúcar que suele producir mucha mucosidad y ésta queda notablemente pegada a las paredes del intestino, dificultándole el importante cometido que tiene en el proceso de digestión. Además, es un tipo de azúcar que produce en determinados casos marcadas intolerancias alimentarias, por lo que se recomienda no consumirlo después de los tres años de edad.

Como ves, no todo son ventajas en la leche. A lo comentado debemos añadir que el proceso de pasteurizado al que se somete la leche elimina muchos de los nutrientes debido a la acción del calor altísimo aplicado en un corto tiempo para hacer la leche menos perecedera. Y también el hecho de que a las vacas se les suministra de forma profiláctica una serie de antibióticos que suelen pasar a su leche y acaban produciendo resistencia a los mismos en las personas que consumen grandes cantidades.

Problemas de salud aparte, la leche es un producto graso, calórico y que no contiene fibra. Puedes tomarla desnatada, pero los procesos industriales a los que se someten la desnaturalizan todavía más. Nosotros te proponemos que busques alternativas naturales, como las leches vegetales y sus derivados, que te aportan menos grasa, menos calorías e, incluso, algo de fibra. Con ello, darás un paso más en la higienización de tu dieta, es decir, comerás más sano y te sentirás mucho

Cuadro comparativo de la leche de vaca con otras «leches» vegetales (cada 100 g)

Bebida	Calorías	Proteínas (g)	Grasas (g)	Carbohi-dratos (g)	Fibra (g)
Leche entera de vaca	66	4,1	3,7	4	-
Leche de soja	45	3,6	2,1	2,9	1,2
Leche de avena	40	1	1,5	6	0,05
Leche de arroz	49	0,1	1	-	-

mejor. Además, puede resultar una forma ideal de complementar tu aporte de carbohidratos, pero provenientes de una fuente tan saludable como son las legumbres y los cereales con los que se elaboran estos productos. Incluso puedes prepararlos tranquilamente y de forma natural en tu propia casa. Las recetas son bastante sencillas y los resultados muy sabrosos y, lo más importante, muy sanos.

A continuación vamos a darte una tabla en la que podrás informarte de los nutrientes que te aportan otros tipos de leches y sus productos derivados para que puedas tomar tu decisión dietética más saludable.

Alimento	Peso (g)	Energía (kcal)	Carbohi-dratos (g)	Azúcar (g)	Fibra (g)
Leche condensada	100	333	55,5	56	-
Leche condensada desnatada	100	267	60	60	-
Leche de cabra pasteurizada	100	62	4,4	4	-
Leche de coco	100	22	4,9	5	
Leche de soja (no lácteo)	100	26	0,5	-	0,2
Leche de soja enriquecida con calcio	100	43	2,5	2	-
Leche desnatada	100	32	4,4	4	-

Alimento	Peso (g)	Energía (kcal)	Carbohi- dratos (g)	Azúcar (g)	Fibra (g)
Leche en polvo	100	490	39,4	39	-
Leche en polvo con grasa vegetal	100	487	42,6	43	-
Leche entera	100	66	4,5	5	-
Leche evaporada	100	151	8,5	9	-
Leche semidesnatada	100	46	4,7	5	-
Yogur con frutas	100	109	17,7	17	-
Yogur de soja (no lácteo)	100	73	12,9	12	0,3
Yogur desnatado con frutas	100	47	7	6	-
Yogur desnatado natural	100	8,2	8	-	-
Yogur griego (con leche de oveja)	100	92	5	5	-
Yogur griego (con leche de vaca)	100	115	2	2	-
Yogur griego con frutas	100	137	11,2	11	-
Yogur natural	100	79	7,8	8	-
Yogur semidesnatado con frutas	100	78	13,7	13	0,2
Yogur semidesnatado con muesli	100	112	19,2	18	-
Yogur semidesnatado de sabores	100	90	17,9	18	-
Yogur semidesnatado natural	100	56	7,4	7	-

La comida rápida

La comida rápida suele estar llena de grasas y calorías, mientras que el aporte de fibra es nulo o casi nulo. Por ejemplo, una hamburguesa con queso, sin más, ya aporta casi 500 calorías y además la mitad de la dosis diaria de grasa recomendada que, encima, es saturada. Otro ejemplo que debería hacernos desistir de consumir este tipo de comida es que una ración mediana de patatas fritas contiene más de 15 g de grasa, mayormente saturadas, que también supone un 50 por ciento de la dosis diaria aconsejada. Puedes imaginar que sucede más o menos lo mismo con los batidos.

En estos establecimientos es mejor optar por una ensalada y prestar mucha atención al aliño: optaremos siempre por aceite de oliva y vinagre.

1 ración de...	Grasas (g)	Energía (kcal)	Carbohi-dratos (g)	Azúcar (g)	Fibra (g)
Hamburguesa	13	310	31	6	2
Hamburguesa con queso	31	331	32	6	2
Patatas fritas medianas	18	360	466	1	4
Sandwich de pollo	28	565	52	5	3
Ensalada tipo César (con pollo)	7	225	5	3	3
Nuggets de pollo	29,5	411	17,5	4	2
Perrito caliente	15	246	18,5	4	2
Helado con jarabe de caramelo (tipo Sandy)	36	240	26	25	0,2
Pastelito de manzana	15,5	369	56,7	28	1,7
Ketchup (30 g)	-	32	7	Sin datos	-
Mostaza (30 g)	2	31	2	Sin datos	-

Snacks salados y dulces

Estos dos términos son claros ejemplos de alimentos que aportan calorías vacías con pocas contrapartidas saludables. Una bolsa de patatas fritas, un pastelito envasado… aportan cantidades exageradas de grasas saturadas, muchas calorías y apenas nutrientes interesantes desde el punto de vista de la salud. Por ello, es mejor limitar su consumo o bien restringirlo, y sustituir estos caprichos dulces y salados por otros más sanos y, además, menos calóricos: fruta, zumos, yogures desnatados, bocadillos de pan integral con queso fresco o pavo, etc. Las opciones son muchas.

Snacks salados

Alimento	Peso (g)	Energía (kcal)	Carbohi-dratos (g)	Azúcar (g)	Fibra (g)
Picos o colines	100	392	72,5	5	2,8
Ganchitos	100	503	35,1	2	6,2

Alimento	Peso (g)	Energía (kcal)	Carbohidratos (g)	Azúcar (g)	Fibra (g)
Palomitas de maíz dulces	100	480	77,6	62	1
Cortezas de cerdo	100	606	0,2	-	0,3
Patatas fritas	100	530	53,3	1	5,3
Galletas saladas crujientes	100	381	79,2	2	2

Snacks dulces

Alimento	Peso (g)	Energía (kcal)	Carbohidratos (g)	Azúcar (g)	Fibra (g)
Chocolate relleno	100	447	62,9	60	1,3
Chocolate con leche	100	520	56,9	57	0,8
Chocolate puro	100	510	63,5	63	2,5
Chocolate blanco	100	529	58,3	58	Inapreciable
Crema de huevo (yemas)	100	425	71	58	0,5
Caramelos de fruta	100	324	79,5	59	Inapreciable
Barrita tipo «Kit Kat»	100	500	79,5	59	Inapreciable
Barrita tipo «Mars»	100	473	77,3	66	0,4

Pastelería y bollería

Alimento	Peso (g)	Energía (kcal)	Carbohidratos (g)	Azúcar (g)	Fibra (g)
Tarta de manzana	100	226	35,8	14	1,7
Tarta de fruta	100	262	33,9	12	1,7
Pastel con merengue de limón	100	251	43,3	30	0,7
Pasteles pequeños (individuales)	100	435	60,5	29	1,9
Madalenas	100	279	48	9,3	2
Croissant	100	216	23	6,4	1
Donut	100	252	36	6	Inapreciable

El engaño de lo *light*

Uno de los errores más habituales al someterse a una dieta de adelgazamiento es tomar cantidades muy elevadas de alimentos llamados *light* pensando que apenas aportan energía. Es cierto que son algo más ligeros que sus versiones enteras, pero tienen una cantidad de calorías significativa. Por ejemplo, en el caso del queso desnatado, 100 g de queso de bola con el 25 por ciento de materia grasa aporta 260 kcal, mientras que el queso de bola normal aporta unas 350 kcal. Para que un alimento sea dietético debe contener menos calorías que su símil normal, pero éstas pueden reducirse de las grasas o de los azúcares presentes; por lo tanto, es distinto un producto hipograso de uno hipoglucídico. Por ejemplo, un chocolate hipoglucídico puede tener menos azúcar (e incluso nada), pero la misma cantidad de grasa que uno normal, lo que en muchos casos suma las mismas calorías. La denominación *light* indica que los alimentos así llamados tienen un número de kilocalorías inferior a los de su misma clase. Esta definición es fundamental, ya que cuando compramos un chocolate *light* no adquirimos un producto que no engorde, sino uno cuyo aporte calórico es menor al de un chocolate normal. Igual ocurre con patés, margarinas y mayonesas, los cuales son más ligeros porque cuentan con un mayor contenido de agua o carne magra. En el caso de los refrescos y bebidas gaseosas, la denominación *light* sí suele hacer referencia a un aporte casi nulo de kilocalorías, y por tanto, se podría hablar de un producto dietético en el sentido estricto. En cuanto a los dulces, el elemento que se retira es el azúcar, sustituyéndolo por edulcorantes, como el sorbitol (común en los chicles sin azúcar), la sacarina y el aspartamo.

Atención a la **etiqueta**

Según la normativa existente al respecto, un producto *light* debe tener un valor energético de un 30 por ciento inferior al del alimento de referencia. En la etiqueta deben aparecer las kilocalorías que aporta y el porcentaje concreto de ellas que

➤

se ha rebajado. Es básico leer estas indicaciones, ya que son la única referencia para conocer si merece la pena consumir un producto de estas características u optar, por ejemplo, por la versión normal y tomar menos cantidad. Otra información importante es verificar qué porcentaje de energía corresponde a grasas, porque si éste es muy alto y se ingiere en abundancia, la persona estará creando un desequilibrio nutricional de otras sustancias, y si tiene problemas de colesterol, no estará realizando lo adecuado para su organismo. Por último, algunos productos utilizan sólo sustitutos para endulzar (aspartame, por ejemplo) y otros agregan un poco de azúcar o fructosa para lograr un mejor sabor, por lo que tienen más calorías. Este detalle es especialmente importante en los diabéticos.

Con moderación. Mucha gente cree que los productos *light* adelgazan o, a lo sumo, no engordan prácticamente nada, y llevados de esta creencia los consumen en cantidades excesivas. El resultado de ello es un incremento de peso mayor que si hubiesen optado por las versiones no ligeras de cada producto. Los productos *light* tendrían algún efecto positivo para reducir el sobrepeso únicamente si se consumiesen en las mismas cantidades que los equivalentes sin esa calificación, circunstancia que generalmente no se da.

Dieta
equilibrada

Para poder llevar una vida saludable y no padecer de sobrepeso, no cabe duda de que es imprescindible tener un mínimo conocimiento de la nutrición de nuestra sociedad actual, los productos que ofrece, los que nos conviene consumir, los que debemos excluir de la alimentación diaria y las proporciones adecuadas que debemos tomar.

Éste es, cómo no, el primer paso para tener esa dieta saludable que nos va a permitir mantenernos en nuestro peso ideal y alimentarnos a nosotros y nuestra familia de forma sana, equilibrada y natural.

Si conoces los alimentos, sus calorías y sus proporciones adecuadas, puedes controlar sin esfuerzo la repartición diaria del total de aporte energético que necesitas, siempre intentando que tu alimentación sea rica y variada. Esto es fundamental y con ese objeto se creó hace varios años una herramienta llamada la pirámide alimentaria.

La pirámide alimentaria clásica

Corría el año 1992 cuando el Departamento de Agricultura de los Estados Unidos, creó una pirámide alimentaria. Era un dibujo en el que se intentaba representar el equilibrio dietético ideal que tanto estaba necesitando la sociedad norteamericana.

Efectivamente, por aquel entonces el tema de la obesidad era ya muy preocupante y el gobierno estadounidense quiso tomar medidas de información y prevención para enseñar a sus ciudadanos las bases de una alimentación más equilibrada.

La sociedad de aquel país, invadida por la comida rápida, los productos procesados, los refrescos carbónicos y las raciones súper grandes estaba alcanzando unos preocupantes porcentajes de obesidad. Y no hablamos de unos kilos de más, sino de unas decenas de kilos de más. Un sobrepeso que ponía en peligro la salud de un buen número de adultos y de niños estadounidenses.

Con ese objeto nació la pirámide alimentaria. Era la punta de lanza de una gran campaña informativa en la que plasmaban los alimentos y sus proporciones ideales aunque, eso sí, de forma generalizada y poco personalizada.

En esta pirámide, con un diseño sencillo de cinco franjas horizontales de diversos colores en los que se distribuyen los cinco principales grupos de alimentos, se intenta limitar el consumo de calorías, aceites y grasas, que constituyen la punta de la pirámide. Las proporciones en las que se basa dicho diagrama intentan reproducir la dieta mediterránea y están dibujados los alimentos en su franja de color correspondiente.

Aunque se partió de un modelo único, éste no se adaptaba del todo a otros países en los que la alimentación se basaba en otros productos, así que se realizaron gráficos adaptados a cada país y, sobre todo, a cada cultura gastronómica. Con ello, se intentó respetar un esquema general con la proporción adecuada de nutrientes, pero específico de cada país.

Como regla general, el gráfico recomienda basar la alimentación en los alimentos de los niveles mas bajos, es decir, los hidratos de carbono, y menor cantidad de los alimentos que aparecen en los niveles superiores, donde va creciendo la proporción en materia grasa y calorías.

A continuación vamos a darte una breve descripción de los distintos niveles de dicha pirámide alimentaria y los alimentos que componen cada uno de ellos.

Los niveles de la pirámide

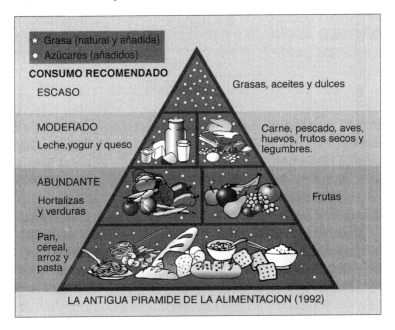

LA ANTIGUA PIRAMIDE DE LA ALIMENTACION (1992)

NIVEL BÁSICO: PAN, CEREALES, ARROZ Y PASTA

Como te hemos comentado al principio del libro, los hidratos de carbono deben constituir entre el 50 y el 55 por ciento de la alimentación diaria, y es aquí donde están representados. Constituyen la base amplia de la pirámide y el grupo principal. En él se incluyen el pan, los cereales, el arroz y la pasta. Estos alimentos te proporcionan gran parte de la energía que necesita tu organismo para llevar a cabo desde sus funciones básicas hasta los esfuerzos ocasionales.

Los hidratos de carbono te proporcionan vitaminas, minerales y fibra. Pero recuerda que deben ser lo más integrales y menos procesados posible. Si al pan de harina blanca le añades la bollería, que también forma parte de este grupo, el resultado se aleja mucho del objetivo inicial de esta pirámide y verás como empieza a dispararse tu peso y a no sentirte en forma.

Los nutricionistas recomiendan entre seis y once raciones de cereales en una dieta diaria equilibrada y saludable, pero no se están refiriendo a donuts, madalenas, copos de cereales escarchados de azúcar o platos rebosantes de pasta de harina blanca. En realidad, abogan por los cereales integrales, que te aportan vitaminas, fitoquímicos y, sobre todo, fibra, además de los almidones y los azúcares complejos.

SEGUNDO NIVEL: FRUTAS Y VERDURAS

Este grupo de alimentos también nos proporciona hidratos de carbono, vitaminas, minerales y fibra, pero en estos casos suelen ser siempre carbohidratos complejos y muy saludables, ya que se basa en la fruta y la verdura. Cocínalas con poca grasa, poca cocción o, mejor aún, consúmelas crudas siempre que puedas. Y olvídate de las frutas escarchadas o en almíbar, cuyo alto contenido en azúcar añadido y procesado industrial destruye todos sus beneficios y las carga de calorías vacías.

De este grupo conviene que tomes a diario de tres a cinco raciones de verdura y de dos a cuatro de fruta. Si estás intentando perder peso, también debes tener en cuenta que algunas verduras contienen más fécula (carbohidrato) que otras, así que será mejor que escojas aquellas que no la contienen.

— **Verduras con fécula:** remolacha, calabaza, maíz, judías, guisantes, patata, nabo, boniato.
— **Verduras sin fécula:** espárrago, apio, lechuga, tomate, pepino, endibia, brécol, coles de Bruselas, coliflor, col, acelga, berenjena, champiñones, pimiento, rábano y berro.

TERCER NIVEL: LA CARNE Y SUS DERIVADOS, PESCADO, FRUTOS SECOS Y LEGUMBRES

Los expertos en nutrición recomiendan que tomemos entre dos y tres raciones al día de este grupo de alimentos que incluye todo tipo de carne y pescado, además de los frutos secos y las legumbres.

Evidentemente, no es lo mismo tomar carne de cerdo que de ave, o escoger unas hermosas sardinas en vez de un filete de merluza. Si estás intentando perder peso debes escoger carnes y pescados magros y blancos y, además, cocinarlos de forma adecuada, evitando las grasas saturadas que se desprenden de los procesos de fritura y que tan perjudiciales son para la salud.

Además, en este grupo también se encuentran las sanas legumbres, un alimento que también te aporta proteínas de gran calidad biológica pero que además incrementa tu consumo de fibra, un carbohidrato complejo sin calorías e incontables beneficios para tu aparato digestivo y tu salud, del que carecen el resto de alimentos citados en este grupo.

CUARTO NIVEL: LECHE Y PRODUCTOS LÁCTEOS

Aquí se agrupan la leche y sus diferentes derivados, como el yogur o el queso. En la actualidad, estos alimentos son objeto de una importante polémica en el ámbito de la nutrición. Se está cuestionando si aportan más inconvenientes que beneficios a tu salud, pero lo que no puede negarse es que tienen proteínas completas, vitaminas, minerales y lactosa.

Muchos son los expertos en salud que recomiendan dos o tres raciones diarias de estos productos, independientemente del consumo total de calorías diaria recomendada para cada cual. Hacen especial hincapié en mujeres embarazadas, lactantes y adolescentes.

Sin embargo, recomendamos que la leche sea de origen biológico y que limites bastante su consumo si quieres bajar peso porque tiene un alto contenido en grasas y azúcares.

QUINTO NIVEL: AZÚCAR, GRASAS, DULCES Y BEBIDAS ALCOHÓLICAS

Este grupo de alimentos no tiene ración diaria, sino que sólo se recomienda su consumo ocasional debido al alto aporte en grasas y calorías que tienen todos y cada uno de los alimentos que lo componen. Entre ellos están los siguientes:

— Azúcar blanco
— Bebidas alcohólicas de alta graduación (whisky, vodka, ginebra)
— Cerveza
— Crema
— Gelatina
— Helados
— Jalea
— Jarabe de arce
— Manteca
— Mantequilla
— Melaza
— Mermelada y confitura
— Miel
— Nata para cocinar
— Queso cremoso
— Refrescos azucarados
— Refrescos carbónicos
— Repostería
— Vino

Esta lista de alimentos no sólo debe estar fuera de la dieta de alguien que quiere perder peso, sino que tampoco debe formar parte de los alimentos que consumes a diario ya que ensucian el aparato digestivo y dificultan su labor, con lo que tu organismo no recibe correctamente el resto de nutrientes beneficiosos que ingieres.

La sociedad actual los ha convertido en casi imprescindibles, pero debes intentar cambiar tus hábitos alimenticios e intentar orientar tu dieta hacia opciones más sanas y equilibradas para que ello repercuta en tu salud y bienestar.

En definitiva, estos son los cinco grupos que la pirámide alimentaria de 1992 mostraba, pero no fue suficiente. Tal y como se han visto en los años posteriores, no basta con saber calcular las proporciones de los alimentos, sino que también hay que tener muy claras otras premisas, como el ejercicio diario y beber mucha agua.

¿A qué equivale **una ración?**

- **Cereales y tubérculos:** 1 plato de arroz o pasta hervida (100 g); 3-4 rebanadas de pan o 1 panecillo; 1 patata grande o 2 pequeñas.
- **Verduras y hortalizas:** 1 plato de ensalada variada (50 g); 1 plato de verdura cocida; 1 tomate grande; 2 zanahorias; 1 cebolla mediana; 1 alcachofa.
- **Frutas:** 1 pieza mediana (naranja, manzana, pera...); 1 taza de cerezas, fresas...; 2 rodajas de melón.
- **Aceite de oliva:** 1 cucharada sopera.
- **Leche y derivados:** 1 taza de leche; 2 unidades de yogur; 2-3 lonchas de queso; 1 porción individual.
- **Pescados:** 1 filete de 150 g.
- **Carnes:** 1 filete pequeño; 1/4 de pollo o conejo; 1-2 huevos.
- **Legumbres:** 1 plato individual.
- **Frutos secos:** 1 puñado sin cáscara.
- **Agua, cerveza, vino:** 1 vaso de agua; 1 copita de vino; un botellín de cerveza.

La pirámide española

En 2004, el gobierno español (a través de la SNEC, Sociedad Española de Nutrición Comunitaria) personalizó la pirámide alimentaria dándole el nombre de «Pirámide de la Alimentación Saludable».

Como puedes ver en el gráfico, existen algunas modificaciones que la adaptan más a nuestra dieta mediterránea y añade en su base dos dibujos que mencionan sendos aspectos importantísimos para mantener una vida saludable, y no sólo a través de la alimentación. Nos referimos al ejercicio diario y a beber agua. Aunque pueda parecer obvio, lo cierto es que no bebemos demasiada agua durante el día, ya que nos inclinamos más por refrescos, leche, cerveza o vino. Sin embargo, es fundamental beber 2 l de agua diarios para poder mantener en buenas condiciones el nivel hídrico del cuerpo.

El ejercicio físico diario es otro factor fundamental para evitar el sobrepeso porque nuestra vida actual nos aboca en muchas ocasiones a un sedentarismo absoluto. Con media hora diaria podrás ayudar a tu organismo a librarse de la grasa y las calorías que le sobran.

Estos dos factores son tan importantes para nuestra salud como la sabia distribución de las raciones de alimentos que consumimos a diario.

Además, esta pirámide añade el vino y la cerveza como bebidas sanas si se consumen con moderación. De todos es sabido que un poco de vino en las comidas ayuda al proceso digestivo y que resul-

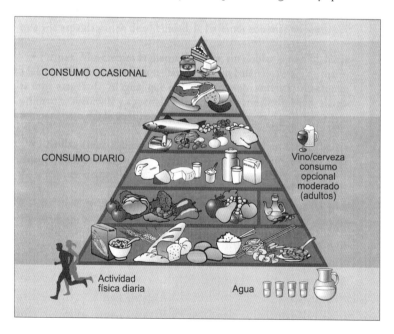

ta incluso beneficioso para los problemas cardiovasculares gracias a los taninos que contiene. En cuanto a la cerveza, es diurética y te ayuda a eliminar las posibles retenciones de líquido. Aunque no conviene nunca perder de vista las palabras «consumo ocasional».

La nueva pirámide de la SNEC se estructura es seis niveles y añade las premisas de consumo diario y ocasional. Al primero corresponden los cuatro primeros niveles y al segundo los dos restantes y que se encuentra en la cúspide de la pirámide.

— **Primer nivel.** Aquí se sitúan los cereales, la pasta, la harina y las patatas. Recuerda que conviene que sean productos integrales y de origen biológico para poder estar seguros de que consumimos salud y carbohidratos saludables.

— **Segundo nivel.** Se encuentran, al igual que en su predecesora, las frutas y las verduras, pero se incluyen dos novedades absolutamente mediterráneas: las aceitunas y el aceite de oliva. Conviene que sea de primera prensión en frío para evitar los procesos de refinamiento y es mejor que lo añadas en crudo a tus ensaladas y aliños para disfrutar de todos sus benficios nutricionales sin que sufran alteración alguna.

— **Tercer nivel.** Agrupa a los lácteos y sus productos derivados. Recuerda que si decides tomarlos, deben ser lo más naturales posibles, de origen biológico y sin azúcar, para no cargar tu dieta de grasa o de azúcares que te lleven a sobrepasar la cantidad de calorías que te ha estipulado tu dietista o que has decidido consumir según tu dieta personal.

— **Cuarto nivel.** Contiene las carnes rojas y blancas, los pescados azules y blancos, los huevos, las legumbres y los frutos secos. Conviene tomarlos a diario pero sólo en dos raciones, así que si estás haciendo dieta para perder peso te aconsejamos que te inclines por las carnes y los pescados blancos y evites, sobre todo, los frutos secos.

— **Quinto nivel.** A continuación se inicia la franja de consumo ocasional. En este nivel se han puesto los embutidos, tan presentes en la dieta mediterránea. Debes consumirlos sólo de vez en cuando y en pequeñas cantidades, porque tienen un alto contenido calórico y graso.

— **Sexto nivel.** Para finalizar, por encima incluso de las morcillas y la mortadela, se sitúan los donuts, los caramelos y el azúcar como ejemplo representativo de aquellos productos dulces y de bollería que debes desterrar al máximo de tu dieta. Suelen ser alimentos procesados con un alto contenido en grasas saturadas, al que se añade también una importante cantidad de azúcar y aditivos químicos. En la medida de lo posible, táchalos de tu lista de la compra y olvídate de ellos.

La nueva pirámide alimentaria de EE UU

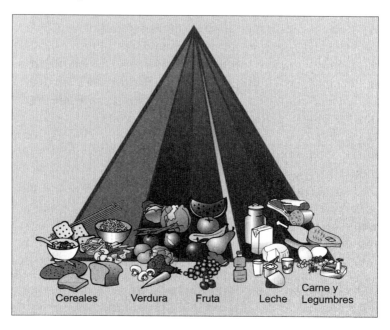

Tras más de una década de implantación de la pirámide alimentaria en la sociedad y la educación americanas por parte del Departamento de Agricultura de los Estados Unidos (USDA), las estadísticas mostraban que no se estaban obteniendo los resultados deseados y que la población estadounidense veía crecer por momentos el porcentaje de adultos y niños con sobrepeso.

Ante esta evidencia, la USDA siguió trabajando sobre este concepto y el 19 de abril de 2005 desveló al país y al mundo la nueva pirámide de alimentación, denominada *Mypyramid.*

Se cambió el concepto de franjas horizontales por el de franjas verticales de anchura proporcional a las raciones diarias convenientes y se añadió un concepto novedoso que cobraba un protagonismo relevante en el gráfico. Este nuevo elemento era el de una persona subiendo escaleras simbolizando el ejercicio físico.

La USDA había llegado a la conclusión de que todos los esfuerzos dietéticos no conducían a la reducción del sobrepeso si no se añadía a la rutina diaria un concepto fundamental: el ejercicio físico.

Además, esta pirámide, que se puede consultar en inglés y en castellano en la página web www.mypyramid.gov, permite personalizar la dieta con hasta 12 propuestas diferentes de planes alimenticios. No sólo informa sobre ellos, sino que ofrece la posibilidad de configurar una pirámide para cada situación, de acuerdo a la edad, el sexo y la cantidad en horas de ejercicio que se practiquen. Tras introducir la información solicitada, esta guía refleja la cantidad de calorías que debe consumir esa persona determinada y de qué categoría de alimentos deben ser.

El mensaje central que acompaña a la nueva pirámide es «Pasos para una salud mejor», y en la página web se pueden consultar múltiples recomendaciones dietéticas, propuestas de actividad físicas, información nutricional y un largo etcétera. Todo con un diseño simple, agradable y novedoso que lleva con un solo gesto a la información deseada.

Los colores de la nueva piramide. El símbolo de la nueva pirámide contiene seis franjas de colores en vez de cinco, y, como te hemos comentado anteriormente, representan a los seis grupos alimentarios básicos.

Los colores se han dispuesto uno al lado del otro formando con sus franjas la propia pirámide. Se ha abandonado el modelo jerárquico de la anterior pirámide para transmitir la idea básica de que todos los alimentos son buenos y saludables, pero que se debe saber escoger y, sobre todo, saber combinar las raciones y los tipos de alimentos.

Los seis colores de la nueva pirámide son:

- **Naranja:** engloba todo tipo de cereales y alimentos derivados.
- **Verde:** representa a todas las verduras.
- **Rojo:** engloba a las frutas.
- **Amarillo:** reúne a todos los tipos de aceites y materias grasas.
- **Azul:** agrupa a la leche y los productos derivados lácteos.
- **Morado:** representa las carnes, los pescados, los huevos y las legumbres.

En la nutrición no hay grandes inventos revolucionarios ni combinaciones milagrosas, así que no es extraño comprobar que las recomendaciones que esta nueva pirámide y su guía de alimentación recogen son básicamente las mismas.

Sin embargo, se ha intentado ser más gráfico y, sobre todo, potenciar la idea de que es imprescindible practicar media hora de ejercicio al día como mínimo para superar el implantado sedentarismo que reina en la gran mayoría de la población, no sólo estadounidense, sino en la de todos los países occidentales o industrializados. También hace hincapié que en el caso de niños y adolescentes, el ejercicio físico diario no debe ser inferior a una hora.

Por lo demás, el nuevo modelo recomienda, en general, tomar mas cantidad de frutas y verduras, entre cinco y trece porciones y tambien limitar el consumo de grasas y dulces, como ya lo hacía la pirámide tradicional.

Es posible que este mensaje más directo pueda llegar a la población, que ha confesado en más de una estadística no conocer la pirámide, o no aplicarla en absoluto a pesar de conocerla.

Nuestra recomendación siempre es moderación, equilibrio y, sobre todo, alimentos naturales, integrales y de origen biológico. Junto con el ejercicio físico y un buen descanso, tienes las claves para empezar el camino correcto hacia un cuerpo sano y en su peso.

Recomendaciones que conviene añadir

Tras analizar estas tres pirámides alimentarias, queremos añadir algunas conclusiones que quizá puedan parecerte obvias, pero que siempre conviene tener bien presentes. Son premisas conocidas y cargadas de sentido común, pero el ritmo diario, la falta de tiempo y la tentación de los miles de productos procesados ayudan a que las olvidemos con cierta facilidad.

Estas premisas para llevar un estilo de vida sano y una alimentación equilibrada son:

- Toma cada día mucha verdura, incluidas las patatas y cereales integrales. Constituirán la mitad de tu aporte calórico con carbohidratos de magnífica calidad y abundante fibra.

- Diariamente, come fruta como postre. Es una sencilla manera de cubrir las raciones recomendadas y te ayuda en la digestión.

- Incluye las legumbres dos veces a la semana. Son una gran fuente de proteínas, de gran calidad biológica y contienen fibra.

- Cuando vayas al mercado, escoge los alimentos frescos y de temporada. La naturaleza nos ofrece una variedad espléndida cada temporada y los alimentos te aportan una mayor cantidad de nutrientes de calidad cuando los comes en su temporada.

▓ Utiliza aceite de oliva como principal aporte graso a tu dieta, tanto para cocinar como para aliñar tus platos.

▓ Toma a diario leche, yogures y quesos bajos en grasa para asegurar el aporte necesario de calcio. Si es posible, cómpralos de origen biológico.

▓ Aprovecha la gran fuente de salud que es el pescado y tómalo tres veces a la semana.

▓ Cuando comas carne, escoge siempre piezas magras de carne blanca y no superes las dos o tres veces por semana. En cuanto a la carne roja, es mejor que la tomes un par de veces al mes como mucho.

▓ Echa mano del ajo, la cebolla, el vinagre, el limón o las hierbas aromáticas para condimentar tus platos y ensaladas. Son una magnífica y sana alternativa a la sal, saludables y que no retienen líquidos ni suben la presión arterial.

▓ Bebe al día dos litros de agua.

▓ Modera al máximo el consumo de dulces, repostería, pastelería y bollería, sobre todo la industrial. Cada vez se conocen más casos de niños con sobrepeso, e incluso colesterol, que basan sus desayunos, meriendas y cenas en este tipo de alimento procesado.

▓ A pesar de que la pirámide española recomiende las bebidas alcohólicas de fermentación, como el vino, el cava o la cerveza, no abuses de ellas. Hazle una concesión de vez en cuando a la cerveza y toma un vasito de vino durante las comidas. Por supuesto, nunca deben tomarlo las mujeres embarazadas ni los niños.

- Evita las bebidas alcohólicas de alta graduación como el whisky, el vodka, la ginebra o el ron.

- Evita el tabaco y los ambientes con humo.

- Pasea y haz ejercicio al aire libre, si es posible.

- Duerme a diario una media de siete u ocho horas. El descanso es imprescindible para que tu organismo funcione bien.

Algunas recetas equilibradas

Entrantes

ENSALADA DE ESPINACAS CON ARROZ Y ALMENDRAS TOSTADAS (4 raciones)

Ingredientes:
- *250 g de arroz salvaje*
- *1 pimiento rojo en rodajas muy finas*
- *30 g de queso feta*
- *2 cebollas*
- *1 cucharada de albahaca*
- *30 g de almendras tostadas*
- *200 g de espinacas frescas*

Aliño:
- *1/2 cebolla*
- *1 diente de ajo*
- *1/2 taza de zumo de lima*
- *1 cucharada de aceite de oliva virgen extra*
- *1/2 cucharada de mostaza de Dijon*

Preparación:
— Cocer el arroz salvaje de acuerdo con las instrucciones del envase, escurrir y dejar enfriar.

— En un cuenco, mezclar el arroz, el pimiento rojo, el queso feta, las cebollas picadas y la albahaca. Añadir las almendras.

— Mezclar bien todos los ingredientes del aliño en un cuenco aparte

— Echar el aliño sobre el arroz, las almendras y las hierbas.

— Servir en un lecho de hojas de espinacas bien lavadas, con un poco de pan.

Análisis de los valores nutritivos por ración:
398 kcal, 17 g de proteínas, 13 g de grasa, 54,5 g de hidratos de carbono, 6 g de azúcar, 3 g de fibra, 484 g de sodio.

ENSALADA TABULÉ CON GARBANZOS (6 raciones)

Ingredientes:

- *150 g de bulgur*
- *1/2 l de caldo de verduras*
- *1 cucharada de perejil muy picado*
- *1 cucharada de hojas de menta muy picada*
- *4 tomates medianos maduros, cortados en taquitos*
- *1/2 pepino cortado en taquitos*
- *2 cebollas*
- *65 g de garbanzos de bote*
- *el zumo de una lima*
- *2 cucharadas de aceite de oliva virgen extra*
- *1/2 diente de ajo*
- *sal y pimienta al gusto*

Preparación:

— Poner el caldo de verduras en un cazo, taparlo y llevarlo a ebullición. Retirar del fuego, añadir el bulgur, remover y tapar. Dejar reposar durante unos 30 minutos, o hasta que el caldo haya sido completamente absorbido y el bulgur esté tierno.

— Esponjar el bulgur con un tenedor, añadir los demás ingredientes y remover hasta que todo se mezcle bien.
— Servir como guarnición a temperatura ambiente.

Análisis de los valores nutritivos por ración:
148 kcal, 4 g de proteínas, 5 g de grasa, 23 g de hidratos de carbono, 2 g de azúcar, 1 g de fibra, 35 mg de sodio.

ENSALADA DE FRUTAS CON POLLO Y ARROZ (4 raciones)

Ingredientes:
- 250 g de arroz integral cocido
- 12 orejones
- 55 g de almendras tostadas
- 1/2 bulbo de hinojo en rodajas
- 1 cucharada de salsa chutney de mango
- el zumo de una lima
- 4 pechugas de pollo cocidas y troceadas
- 1 pepino troceado
- 125 g de yogur griego
- 2 cucharadas de cilantro muy picado
- sal y pimienta al gusto

Preparación:
— Mezclar todos los ingredientes en un cuenco y salpimentar.

Análisis de los valores nutritivos por ración:
395 kcal, 28,5 g de proteínas, 16 g de grasa, 36 g de hidratos de carbono, 16 g de azúcar, 4 g de fibra, 166 mg de sodio.

Segundos platos

ESTOFADO DE VERDURAS CON CARNE Y ESPECIAS (4 raciones)

Ingredientes:

- 1 cucharada de aceite de oliva
- 1 cebolla grande picada
- 2 dientes de ajo majados
- 4 rodajas de jengibre
- 2 chiles cortados en aritos
- 450 g de carne magra de ternera trozos
- 1/2 l de caldo de carne
- 5 estrellitas de anís
- 1 cucharada de especias variadas en polvo
- 1 palito de canela
- 1 cucharada de semillas de hinojo
- 2 hojas de lima secas
- 1 tallo de hierbaluisa
- 1 cucharada de pimienta negra en grano
- 2 cucharadas de salsa de soja
- 400 g de zanahorias cortadas en rodajas de 1 cm de grosor
- 450 g de nabos costados en rodajas de 1 cm de grosor
- 1 cucharada de cebollinos muy picados

Preparación:

— Poner el aceite en una cacerola antiadherente o wok previamente calentada, hasta que comience a humear.

— Añadir la cebolla, el ajo, el jengibre y los chiles, remover y rehogar a fuego medio entre 5 y 7 minutos.

— Subir el fuego, añadir la carne y refreír entre 5 y 10 minutos, hasta que se dore un poco, removiendo de vez en cuando

— Añadir el caldo, el anís, las especias en polvo, el palito de canela, las semillas de hinojo, las hojas de lima, el tallo de hierbaluisa, la pimienta en grano y la salsa de soja. Mezclar bien y llevarlo a ebullición antes de bajar el fuego. Tapar la cacerola y cocer a fuego lento durante una media hora removiendo de vez en cuando.

— Añadir las zanahorias y los nabos y dejar que siga cociendo con la cacerola tapada unos 45 minutos más, o hasta que las verduras estén tiernas.

— Para servir, quitar la grasa de la superficie con una espumadera y espolvorear con el cebollino picado.

Análisis de los valores nutritivos por ración:
283 kcal, 30,5 g de proteínas, 11 g de grasa, 18 g de hidratos de carbono, 15 g de azúcar, 3 g de fibra, 393 mg de sodio.

TORTILLA DE PIMIENTOS (2 raciones)

Ingredientes:
- 1 cucharada de aceite de oliva
- 1 pimiento rojo pequeño
- 1 pimiento verde pequeño
- 1/2 cebolla
- 4 claras de huevo batidas
- 2 cucharadas de queso parmesano rayado
- 2 cucharadas de cebollinos muy picados

Preparación:
— En una sartén antiadherente calentar el aceite sin que llegue a hervir.

— Añadir los pimientos troceados, la cebolla picada y saltearlo todo unos 5 minutos.

— Añadir las claras de huevo y tener a fuego medio un minuto aproximadamente, agitando un poco la sartén para que el fondo se cubra de manera uniforme.

— Cocer hasta que las claras de huevo hayan cuajado

— Despegar los bordes con una espumadera antes de darle la vuelta a la tortilla. Mantener al fuego entre 45 segundos y un minuto, dependiendo de cómo se quiera el huevo de cuajado.
— Espolvorear con el parmesano y los cebollinos.

Análisis de los valores nutritivos por ración:
78 kcal, 752 g de proteínas, 4 g de grasa, 5 g de hidratos de carbono, 4 g de azúcar, 1,5 g de fibra, 93 mg de sodio.

Postres y dulces

ENSALADA DE NARANJA Y DÁTILES (4 raciones)

Ingredientes:
- *6 naranjas grandes*
- *6 dátiles grandes deshidratados picados*
- *1 taza de zumo de pomelo rojo*

Preparación:
— Pelar las naranjas, cortarlas en rodajas gruesas y colocarlas en un cuenco grande. Añadir los dátiles troceados, mezclarlos y verter encima el zumo de pomelo.
— Dejar en el frigorífico al menos 30 minutos antes de servir.

Análisis de los valores nutritivos por ración:
145 kcal, 0,3 g de grasa, 35 g de hidratos de carbono, 35 g de azúcar, 4 g de fibra, 17 mg de sodio.

MADALENAS DE SALVADO (24 MADALENAS PEQUEÑAS)

Ingredientes:
- *3 cucharadas de aceite de maíz*
- *90 g de salvado de trigo*

- *1/4 l de leche desnatada*
- *2 cucharadas de harina integral*
- *125 g de harina blanca*
- *75 g de azúcar sin refinar*
- *1 cucharada de levadura en polvo*
- *1/2 cucharada de canela*
- *40 g de arándanos deshidratados*
- *un pellizco de sal*
- *1 huevo*

Preparación:
— Calentar el horno a 200 ºC. Untar con aceite 24 pequeños moldes para bizcochos.
— En un cuenco grande, mezclar el salvado con la leche y reservar.
— En otro cuenco, mezclar los ingredientes secos. Primero los dos tipos de harina, luego el azúcar, la levadura, la canela, los arándanos y, por último, la sal.
— Añadir el huevo y un poco de aceite a la mezcla del salvado con la leche y mezclar bien.
— Incorporar la mezcla de los ingredientes secos en el preparado de leche, salvado y huevo.
— Distribuir la masa en los 24 moldes y calentar en el horno entre 20 y 25 minutos. Servir calientes.

Análisis de los valores nutritivos por ración:
82 kcal, 2 g de proteínas, 3 g de grasa, 12 g de hidratos de carbono, 6 g de azúcar, 0,5 g de fibra, 95 mg de sodio.

Falsos mitos de las dietas

Algunas dietas de adelgazamiento han creado falsos mitos que circulan de boca en boca y que se han convertido en creencias muy arraigadas. A continuación, desmentimos algunos de ellos y te demostramos que para perder peso de lo que se trata es de comer mejor, no menos.

▪ **Los palitos de pan no engordan:** muchos aseguran que son ideales para las dietas adelgazantes. Tienen una humedad valorada en torno al 3 por ciento, frente a la humedad del pan, que puede alcanzar el 40 por ciento. A igualdad de peso, 100 g de palitos tienen un poder calórico más alto que 100 g de pan, en la medida en que son todo harina y grasas y no contienen agua, es decir el único elemento que no posee poder calórico; el valor calórico del pan es de aproximadamente 250 cal por cada 100 g, mientras que el valor energético de los palitos es de alrededor de 400 cal por cada 100 g. Por tanto, engordan más que el pan.

▪ **De lo integral se puede abusar:** los productos integrales suelen contener las mismas calorías que los refinados. Sin embargo, resultan mucho más beneficiosos al conservar las vitaminas, minerales y la fibra que aquéllos han perdido en su proceso de elaboración. Es el caso del pan, por ejemplo. Además, gracias a su alto contenido en fibra dietética, los productos integrales favorecen el tránsito intestinal y evitan la acumulación de grasas. Por tanto, consumir productos integrales es una opción más saludable pero no es sinónimo de adelgazante en ningún caso.

▪ **El pan de molde engorda menos que el blanco:** son muchos los que sustituyen el pan blanco por el pan de molde, creyendo que tiene menos calorías. La realidad es la contraria, pues para que se mantenga fresco y tierno, este tipo de pan lleva una cantidad extra de grasa. Por tanto, a igual peso, el contenido calórico es mayor que el blanco. Algo parecido sucede con el pan tostado o la corteza del pan, que muchos creen que es menos calórica que la miga. Pero la miga es más esponjosa porque tiene más agua y por eso es menos energética que el biscote o tostada, que tienen menos proporción de agua.

La sacarina y otros edulcorantes sintéticos no engordan: un comprimido de sacarina sustituye a una cucharadita de azúcar, con un valor de 20 cal. Si se usan 5 comprimidos al día, se ahorran al final del día unas 100 cal. El uso de la sacarina puede considerarse válido durante una dieta hipocalórica cuando el ahorro de unas cuantas calorías puede favorecer la ingestión de alimentos mucho más nobles que el azúcar, pero resulta rídiculo su uso habitual cuando otras fuentes de calorías, mucho más ricas, no son ni tan siquiera tenidas en cuenta. Así, no tiene sentido después de un menú consistente a base de macarrones, escalopa con patatas y flan, pedir el café con sacarina.

El agua, fuera de las comidas: hay quienes afirman que no debe consumirse agua mientras se come, ya que su ingestión ayuda a engordar. La explicación, incierta, es que los alimentos en contacto con el agua se hinchan en el estómago, dificultando y enlenteciendo el proceso digestivo, por lo que el cuerpo acaba por asimilar las grasas que no elimina. Otra teoría sostiene que es mejor no beber agua desde una hora antes hasta una hora después de sentarse a la mesa... La verdad es que desde un punto de vista dietético se recomienda la ingestión de, al menos, litro y medio de agua al día, lo que contribuye al necesario aporte hídrico, con indiferencia del momento en que se consuma. Lo único cierto es que un vaso de agua al comienzo de las comidas ayuda a que el estómago se empiece a llenar sin ingerir calorías extra.

Nunca la fruta como postre: es indiferente cuándo se consume la pieza de fruta, ya que el número de calorías que aporta es exactamente el mismo. La única ventaja destacada de comer la fruta en primer lugar es que se tiene antes la sensación de estar saciado, lo que es una buena ayuda para comer menos después.

- **La margarina no engorda:** la mantequilla tiene las mismas calorías que la margarina. Ambas ya tienen una elevada proporción de grasas, por lo que su valor energético es muy alto en los dos casos y poco recomendable si estamos haciendo una dieta adelgazante. La única diferencia que existe entre ambas es que la mantequilla te aporta vitamina A de forma natural y que las grasas saturadas de la margarina son del tipo «trans» y, por tanto, más perjudiciales para la salud. Entre una y otra, por tanto, es mejor optar por la mantequilla, eso sí, sin abusar.

- **Mejor saltarse comidas:** muchos creen que al saltarse alguna toma diaria adelgazarán más fácilmente. Sin embargo lo adecuado es repartir la ingesta diaria en varias tomas, al menos cuatro, para evitar llegar a la siguiente con ansiedad, ya que esto suele conducir a la ingesta compulsiva de alimentos de alta densidad energética.

- **No hay que mezclar proteínas e hidratos de carbono:** resulta absurdo separar unos alimentos de otros cuando su propia composición es una mezcla compleja. El aparato digestivo del ser humano está especializado para realizar la digestión de la más variada mezcla de alimentos.

El papel
del ejercicio físico

Como habrás podido obsevar, a lo largo de todo el libro hay una misma idea: no se trata de contar calorías para llevar una alimentación equilibrada e incluso perder peso si lo necesitas, sino de elegir bien lo que nos llevamos a la boca: limitar el consumo de grasas saturadas y de hidratos de carbono refinados. Pero la cosa no se queda aquí, pues si bien no se trata de contar sí que será necesario quemar aquellas calorías que se han ido acumulando en el tejido graso del cuerpo, a través del ejercicio físico. Además, al integrar la actividad física como parte de nuestra vida diaria, aumentará el consumo energético básico, es decir, las calorías en forma de grasa que se consumen estando en reposo.

¿Por qué adelgaza el ejercicio?

Hacer ejercicio activa los circuitos de metabolización durante el esfuerzo, es decir, nos hace gastar calorías. Pero además, ese efecto continúa después de hacer ejercicio, con lo cual seguimos gastando calorías. Esto se debe a que el cuerpo sigue preparado para afrontar otra dosis de esfuerzo físico. Así, por ejemplo, si llevas una vida sedentaria, tu metabolismo gastará unas 26 cal por cada kg que peses. Si haces ejercicio físico de forma habitual, gastará entre 30 y 40 cal por kg.

Cuando sometemos al músculo a un esfuerzo físico, su primera fuente de energía son los hidratos de carbono en forma de azúcares. Tras 13 minutos de ejercicio, el músculo ha consumido azúcares y quema grasas. Tan sólo con la práctica de 30 minutos de ejercicio, tres días a la semana (8-10 km a la semana), podemos contribuir a eliminar 100 g de grasa durante esa misma semana. Esto quiere decir que en un año es posible perder entre 5-7 kg de grasa corporal, únicamente con el ejercicio constante. Si además, seguimos una alimentación más saludable, los resultados todavía serán mejores. Y no debemos preocuparnos si al empezar a hacer ejercicio no perdemos peso enseguida, ya que es normal. El motivo es que a pesar de que reducimos kilos de grasa, estamos añadiendo peso magro (músculo) más o menos en la misma proporción.

El ejercicio que ayuda a perder peso es el de tipo aeróbico: correr, caminar, nadar, subir escaleras, jugar a tenis…

El ejercicio, moderado

Lo más saludable es practicar ejercicio físico suave y regular. Es decir, dos o tres días a la semana durante media hora y de intensidad media, en lugar de sólo un día durante una hora y una actividad extenuante. En este sentido, es importante que al practicar cualquier ejercicio no terminemos exhaustos. Para ello, imagínate una escala del 0 al 10, en el que el 0 equivale a permanecer sentado sin hacer nada, y el 10 a esforzarse tanto como uno pueda (algo que no debemos hacer). Un buen nivel de esfuerzo estaría entre el 3 y el 6 de esta escala. Se trata de que al hacer ejercicio sintamos un poco de calor, la respiración algo más rápida y profunda, y el ritmo más acelerado. Así, no nos sentiremos agotados ni a disgusto.

Otros beneficios del ejercicio físico

La práctica de ejercicio no sólo es aconsejable por su contribución a la pérdida de kilos y al mantenimiento de un peso saludable, sino que comporta otros beneficios igual o más importantes:

- **Incrementa la capacidad pulmonar:** la práctica de ejercicio permite aumentar el volumen corporal a cualquier edad y mejora la oxigenación del cuerpo.

- **Refuerza el corazón:** favorece un músculo cardiaco más fuerte, capaz de bombear la sangre con más eficacia.

- **Mejora la flexibilidad,** así como la fuerza y la resistencia muscular.

- **Previene las enfermedades,** ayuda a mejorar la digestión y permite prevenir dolencias como la hipertensión, diabetes, osteoporosis…

- **Alarga la vida:** las personas que practican ejercicio regular suelen vivir una media de 5,1 años más que quienes no lo practican. Asimismo, su práctica regular puede retrasar la tendencia genética a morir prematuramente.

- **Aumenta el buen humor:** al practicar ejercicio el cuerpo segrega endorfinas, unas hormonas relacionadas con la sensación de bienestar y felicidad. Además, hacer deporte nos mantiene más vitales y repercute en una mejor salud mental.